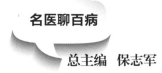

名医聊百病

总主编 保志军

细说脂肪肝

EXPERTS' IN-DEPTH GUIDE TO HEPATIC ADIPOSE INFILTRATION

主 编 保志军

副主编 黄一沁 胡晓娜

世界图书出版公司

上海·西安·北京·广州

图书在版编目(CIP)数据

细说脂肪肝 / 保志军主编. —上海：上海世界图
书出版公司, 2021.8（2022.8 重印）
（名医聊百病）
ISBN 978–7–5192–8710–8

Ⅰ．①细…　Ⅱ．①保…　Ⅲ．①脂肪肝–防治　Ⅳ.
①R575.5

中国版本图书馆 CIP 数据核字（2021）第 122209 号

书　　名		细说脂肪肝
		XiShuo ZhiFangGan
主　　编		保志军
责任编辑		陈寅莹
装帧设计		南京展望文化发展有限公司
出版发行		上海世界图书出版公司
地　　址		上海市广中路 88 号 9-10 楼
邮　　编		200083
网　　址		http://www.wpcsh.com
经　　销		新华书店
印　　刷		江阴金马印刷有限公司
开　　本		787 mm × 1092 mm　1/16
印　　张		4.75
字　　数		100 千字
版　　次		2021 年 8 月第 1 版　　2022 年 8 月第 2 次印刷
书　　号		ISBN 978–7–5192–8710–8/R · 595
定　　价		45.00 元

作者名单

主　编　保志军

副主编　黄一沁　胡晓娜

编　者（按姓氏笔画排序）

张　帆　张自妍　张晓莉　宓　林

胡晓娜　保志军　俞晖媛　黄一沁

崔　月　韩　蕊　童依丽

前　言

随着人们生活水平的不断提高以及饮食结构的变化，脂肪肝患者越来越多，脂肪肝已经是全球第一大慢性肝病，在中国成年人中脂肪肝的患病率高达 12.5%～35.4%，意味着平均每 3 人中就有一个可能患有脂肪肝。在经济发达地区，脂肪肝的患病率更高。

作为一种慢性肝病，大家自然会联想到乙肝、丙肝等病毒性肝炎。但多数脂肪肝却与肥胖，或者饮酒、药物关系密切。近 20 年来，高脂高糖的饮食结构和久坐少动的生活方式引起肥胖、糖脂代谢紊乱和脂肪肝，这一类与代谢相关的脂肪肝现已成为我国第一大慢性肝病。近来已有很多学者主张把脂肪肝的名字改成代谢相关性脂肪性肝病。

脂肪肝除了与代谢问题有关，还会发展为肝炎、肝硬化甚至肝功能衰竭和肝癌等，严重威胁人民生活质量。死于慢性肝病的人数每年都在增长。占全球半数以上人口的亚洲是肝病的重灾区，2015 年全球 62.6% 的肝病死亡和72.7% 的肝癌死亡发生在亚洲，其中以中国最为严重。

作为一种慢性疾病，能在早期通过改变生活方式来减少发病尤为重要，这就需要大家足够的了解和重视。但国人的重视程度，就诊和正规治疗的比率却很低，它的危害未得到公众和医务人员的足够重视。我们希望有更多人能够了解脂肪肝，重视脂肪肝。为了能让读者轻轻松松了解最科学的脂肪肝知识，我们组织了相关专家撰写了本书，希望通过轻松易懂、图文并茂的形式，说明脂肪肝是如何发生的，为什么容易发生，如何诊断，以及如何通过改变不良生活方式（如合理膳食、规律运动等）和药物来防治。希望本书能够提高大家对脂肪肝的认识，通过改善不良生活方式、合理膳食和适当运动

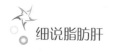

等防治脂肪肝，防患于未然，提高生活质量，给大家带来健康长寿，那将是我们莫大的荣幸。

保志军

2021 年 4 月

目　录

第三部分　脂肪肝的诊断

第四部分　脂肪肝的治疗

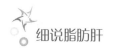

第五部分　脂肪肝的饮食禁忌

第六部分　脂肪肝的预后

第七部分　新冠肺炎疫情下的脂肪肝患者

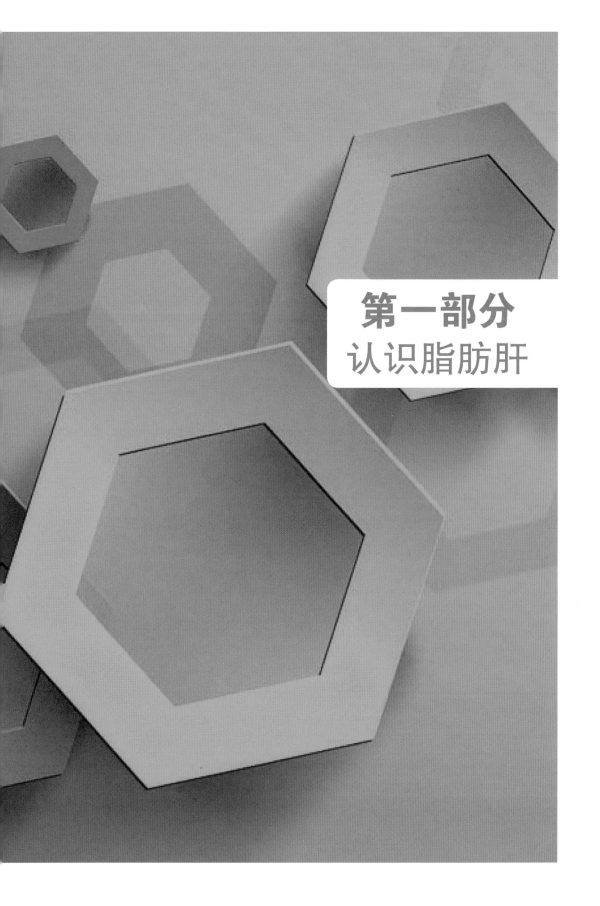

第一部分
认识脂肪肝

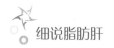

1. 脂肪肝的发展
如何知道"鹅肝"不健康

很早以前，古埃及人就发现野鹅在迁徙前需要通过大量进食来储存足够的能量，而这些能量都转化成脂肪，储存在鹅的肝脏中。鹅肝的高脂肪含量，让它口感异常细嫩肥美。野鹅的这种大量进食高能量食物的表现，和我们现代许多人的日常饮食习惯很像，有不少人将脂肪肝称作"富贵病"。认为正是由于生活水平提高，饮食中以大鱼大肉为主，过多的吸收脂肪，导致了脂肪肝的发生（图1-1）。事实上，虽然肥胖是引发脂肪肝的主要因素之一，但也不是唯一的诱因。现在患脂肪肝的人越来越多，随着科学研究的进展，人们对于脂肪肝的认识也越来越深入。那么，脂肪肝的发生对我们的健康到底有哪些危害呢？

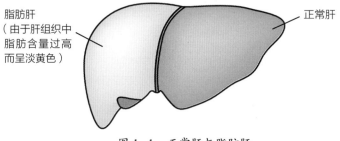

脂肪肝
（由于肝组织中脂肪含量过高而呈淡黄色）

正常肝

图 1-1 正常肝与脂肪肝

（1）导致肝硬化、肝癌：脂肪肝是肝脏脂肪代谢失调导致的，这种失衡又会加重肝脏的损伤，肝细胞不断地被破坏和再生，最终再生障碍形成肝纤维化，进一步恶化则会引起肝癌和其他器官衰竭的发生。也有科学家发现，脂肪肝可以不经过从肝纤维化到肝硬化的进展，而直接导致肝癌。

（2）诱发高血压、动脉硬化：脂肪肝患者由于代谢失调，也会使血液中脂肪含量增高，血黏度增加，就容易造成血管堵塞，诱发高血压和动脉硬化。

（3）诱发或加重糖尿病：脂肪肝患者脂质代谢失调，会引发和加重糖代谢失调，有统计表明，糖尿病患者中合并脂肪肝的约占 50%，可见脂肪肝与糖尿病是一对"难兄难弟"。

（4）降低人体免疫力和解毒能力：肝脏是我们人体中最大的消化器官，主要负责吞噬体内和外来的各种抗原物质，还通过各种化学反应将有毒物质转化成无害物质并排出体外，肝脏发生病变，它的这些功能自然会受损。

（5）增加患肠癌的风险：肝脏病变为什么会增加肠癌风险呢？我们知道，形成脂肪肝最重要的因素之一是过多地摄取动物脂肪。一方面，高脂膳食增加了致癌物质胆汁酸在肠道的蓄积；另一方面，膳食中脂肪类成分超过 40% 也是形成大肠息肉的一个重要因素，而研究已经表明严重的大肠息肉可以直接诱发大肠癌。

2. 脂肪肝的流行病学现状
到底有多少脂肪肝患者

脂肪肝目前已经成为全球公认的第一大慢性肝病，亚洲地区的患病率达到了 30%，而我国脂肪肝的患病率在过去几十年内更是逐年增高。目前中国成年人脂肪肝的患病率为 12.5%～35.4%，意味着平均约每 3 个人中可能就有 1 个人患有脂肪肝，在富裕地区脂肪肝的患病率更是明显高于其他地区。脂肪肝好发于 35～49 岁人群，男性比女性稍多，有不少人觉得脂肪肝是中老年人的专利，也有些"瘦子"更是觉得脂肪肝离自己很远，但流行病学调查显示，脂肪肝的患病人群呈越来越年轻的态势，很多 20 多岁的人拿到体检报告时惊讶地发现，自己已经是轻度或中度脂肪肝了。脂肪肝虽然没有立即危害生命健康的危险，但如果忽视它，一些人经过数十年的时间就会进展成严重的肝脏恶性疾病。由于患病人数的不断增加，同时受到我国城市化和老龄化的影响，脂肪肝可能在未来几十年带来巨大的临床负担和国民经济负担。值得庆幸的是，在脂肪肝的早期阶段，如果能够及时摒弃那些作息颠倒、过度饮酒和摄入过多高脂肪食物的坏习惯，同时积极运动、控制体重等，完全有可能逆转肝脏的病变。因此，对脂肪肝的发病加以重视并在早期预防和治疗是防控的关键所在。

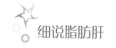
3. 脂肪肝的发病机制
这么多油脂如何一点一点"住进"肝脏

虽然正常人的肝组织中也含有少量脂肪，如三酰甘油、磷脂、糖脂和胆固醇等，其重量约为肝重量的 3%~5%，肝脏是脂类代谢的主要场所，却并不能大量储存脂肪，当肝脏内脂肪运转失去平衡，脂肪就会在肝细胞内积聚，如果肝内脂肪蓄积超过肝重量的 5% 或超过一半的肝细胞有脂肪变性时，就进展到脂肪肝。脂肪肝通常分为酒精性肝病和非酒精性脂肪性肝病两种类型，它们的发病原因也有所不同。

酒精性脂肪肝，就是大家所熟知的"酒精肝"，"以酒会友"是中国的一种传统交往形式，事实上我们都知道喝酒伤肝，饮酒后在肝脏的乙醛脱氢酶的作用下，酒精最终会被转化为二氧化碳和水（图 1-2）。但酒精在代谢过程中，一方面可以刺激肾上腺和垂体分泌激素，促进脂肪组织分解脂肪酸，使进入肝脏的脂肪酸增多；另一方面，长期大量饮酒会使我们的血液中酒精浓度持续过高，酒精会加重肝脏的代谢负担。肝脏在代谢酒精的过程中，产生了很多对肝细胞有害的物质，某些代谢物还会激发免疫反应，使肝细胞受到自身免疫细胞的攻击。同时，酒精的代谢是一个耗氧的过程，但酒精浓度过高又会使肝内血管收缩，导致血流和氧供不足，肝脏对氧需求增加，供给却跟不上，这就很容易进一步加重肝损伤。损伤后的肝细胞不仅代谢脂肪酸的功能受损，运输脂质的能力也下降，使脂肪在肝细胞内过度堆积，引起脂肪肝。

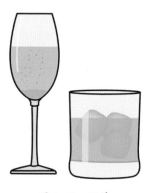

图 1-2 酒精

非酒精性脂肪肝多发生在肥胖、糖尿病和高血脂的人群中，这一类人群通常存在不同程度的代谢紊乱，一般是饮食中摄入的脂肪含量比较高，或是自身血糖的调节能力受损，其共同点是都存在胰岛素抵抗（胰岛素作用的器官对胰岛素的反应敏感性降低）。这导致胰岛素对脂肪代谢的调节作用减弱，身体中的脂肪组织过度分解，释放了大量的脂肪酸进入血液，输送到肝脏的脂肪酸增多，超过了肝脏的转运能力而堆积形成脂肪肝（图1-3）。进一步发展，由于在肝细胞代谢反应的脂质过多，经过氧化反应产生自由基和活性氧簇成分，它们能引起炎症反应，并破坏肝细胞中参与氧化分解的"部件"，最终导致肝细胞的炎症、坏死以及肝脏自身修复引起的纤维化。此外，肠道菌群紊乱也与脂肪肝发生相关，比如高脂饮食会减少我们肠道中微生物的多样性，使肠道吸收能量的效率更高，进一步加重肝脏脂质沉积。遗传背景、慢性心理应激和免疫功能紊乱这些因素，在非酒精性脂肪肝的发生、发展中也有一定的作用。

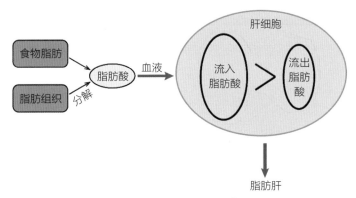

图1-3 脂肪肝的形成

4. 脂肪肝的病理
显微镜下的脂肪肝

在脂肪肝前期阶段，由于肝脏细胞中的"油脂"成分积聚增多，在显微镜下可以观察到肝细胞变得肿大，很多细胞内含有一个或多个圆形脂滴空泡，使得细胞核被挤到细胞一侧（图1-4）。

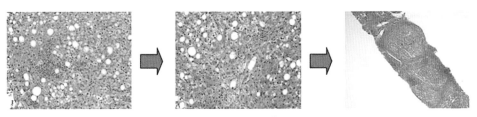

图1-4 显微镜下观察脂肪肝

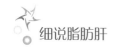

过多的脂质堆积对细胞有损害作用，导致肝细胞坏死或凋亡。很多肝细胞进一步发展胀大如球形，看上去几乎透明，被称为气球样变。细胞之间散在出现一些形状不规则的蛋白团块，有的肝细胞出现成片的坏死，坏死细胞周围聚集了很多的中性粒细胞来吞噬这些损伤坏死的细胞（中性粒细胞是体内一种会聚集在炎症部位进行引导、吞噬、杀菌的细胞），至此肝脏的脂肪病变进展为肝实质性炎症。

如果肝炎进一步发展恶化，就会形成肝硬化。我们在显微镜下可以观察到肝细胞的排列完全失去规则，肝脏损伤后形成的"瘢痕"分割了原来的肝组织，形成不规则的区域，而肝脏内部的血管也毫无规律地增加和缺失，脂肪肝的发展达到晚期很难再逆转的地步。因此，我们需要临床医生在针对不同的患者时，能够根据脂肪肝不同阶段的显微镜下病理特征，对他们的病情做出准确的临床诊断，这样才能积极地采取相应的治疗和干预措施，有效应对甚至是逆转脂肪肝的进展。

5. 脂肪肝的症状
得了脂肪肝会有哪些不舒服

相信许多人都有过这样的体验：高高兴兴去体检，检查出来脂肪肝。这充分体现出了脂肪肝超强的潜伏功力，作为一个"隐匿的杀手"，抓住它可不是那么容易。但天网恢恢疏而不漏，只要我们细心感知，还是能够发现它留下的蛛丝马迹的。

脂肪肝的症状，与病因（酒精性与非酒精性）、病程（单纯性脂肪肝、脂肪性肝炎肝硬化、肝硬化失代偿），以及原发疾病或伴随疾病有关。可以简单分为三大类：一是肝脏脂肪沉积带来的症状；二是原发疾病和（或）伴随疾病的表现，如与代谢综合征相关的心脑血管疾病，与酒精滥用相关的胰腺炎等；三是当疾病进展为脂肪性肝炎、肝硬化、肝癌以及肝功能衰竭的表现。

5.1 肝脏上脂肪堆积会产生什么症状？

（1）食欲不振是最典型的症状。美味当前却厌烦欲呕，厌油腹胀。以前人们常说"吃饭不积极，思想有问题"，现在看来，也很有可能是脂肪肝在作祟。不仅如此，饭后消化不良也是常见症状，患者常常感到腹胀、肝区疼痛等，这主要与肝脂肪浸润导致肝大，肝包膜过度扩张有关。

（2）乏力。脂肪肝不仅入侵我们的身体，还侵蚀我们的精神。表现为浑身无力又疲倦，做什么都不积极。所以，可能你不是"丧"，而是肝脏出了毛病。

（3）右上腹隐痛。这种让人很不爽的隐隐作痛也是容易发觉的。这通常是由于患有脂肪肝以后，肝脏在增大，被挤压造成的。

（4）黄疸。就是我们常见的"小黄人"啦。可这种小黄人并不可爱。脂肪肝严重时可以出现黄疸。这是由于体内胆红素代谢阻遏，致血液中胆红素浓度增高，进入组织，将巩膜、黏膜和皮肤染成黄色所致。

（5）脂肪肝还会引起内分泌失调。没错，这位隐匿的高手也会使用声东击西的伎俩。不仅仅引起消化系统的症状，还会扰乱我们的激素代谢。严重脂肪肝人群中可以有男性乳房发育、睾丸萎缩、勃起功能阻遏等表现；女性则表现为月经过多或者闭经等。面对如此狡猾的"敌人"，我们也要有万全的准备啊。

（6）蜘蛛痣、肝掌等（图1-5）。蜘蛛痣是一种特发性毛细血管扩张症，为皮肤小动脉分支末段扩张所形成。痣体有一个中心点，周围有呈辐射形的小血管分支，形态似蜘蛛，故而被称为蜘蛛痣。容易在上腔静脉分布的区域，如面部、颈部、上胸部、肩部及上肢部等地方出现。肝掌指患慢性肝炎特别是肝硬化后，在手掌大拇指和小指的根部的大小鱼际处皮肤出现片状充血，或是红色斑点、斑块，加压后变成苍白色。肝掌为慢性肝炎、肝硬化的重要标志之一，但也可见于少数健康人。两者均与雌激素代谢异常有关。你看啊，

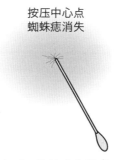
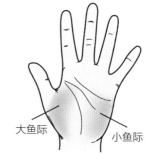

图1-5　蜘蛛痣和肝掌

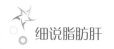

这像不像它正向我们耀武扬威，留下它到此一游的证据呢？

5.2 原发疾病和（或）伴随疾病的表现。

（1）作为代谢综合征的一个组成成分，早期的一些代谢紊乱的症状甚至会早于肝脏病变带来的症状，比如，腹部肥胖或超重、脂代谢异常、高血压、高血糖等。这是因为，我们的肝脏细胞是很抗打的，早期肝细胞中出现过多油脂的时候，由于肝脏强大的恢复能力，还不会出现明显的症状。而此时"胖了""三高"或许就是给我们最大的提示了。

（2）一些酒精性肝病的患者在早期症状更为隐匿，其他器官的酒精性损害表现或许可以提供一些线索。如胰腺炎，周围神经炎等。但这类患者若在早期不注意，疾病发生进展，危险会更大。因为与非酒精性脂肪肝病相比，酒精性肝病患者在重症肝炎、肝硬化和肝细胞癌的发病率较高，同时，酒精性肝病是导致中青年男性过早死亡的常见原因之一。

5.3 当疾病进展为脂肪性肝炎、肝硬化、肝癌以及肝功能衰竭的表现。当脂肪性肝病进展至失代偿期，症状较明显，通常有两类临床表现。

（1）肝功能减退，如消化不良、黄疸、贫血及易出血、内分泌失调等。

（2）门脉高压症状，表现为腹水，侧支循环开放（如腹壁静脉曲张而发生"海蛇头"样变化），脾大及脾功能亢进。

所以，你学会如何捉住这个"隐匿的杀手"了么？

小 结
脂肪肝的症状

肝 脏 症 状	代 谢 症 状
肝功能减退表现	• 中心型肥胖，即腹型肥胖
• 食欲不振最常见	• 糖耐量受损、胰岛素抵抗及糖尿病
• 乏力	• 高血压
• 右上腹隐痛	• 血脂异常（高三酰甘油及高密度脂蛋白低）
• 黄疸	• 微量白蛋白尿、高尿酸血症及促炎症状态、

- 内分泌失调
- 蜘蛛痣、肝掌

促血栓状态等。

疾病进展发生的门脉高压症状
- 腹水
- 侧支循环开放
- 脾肿大及脾功能亢进

6. 脂肪肝的危害
到底要不要害怕脂肪肝

作为身体内最大的内脏器官，肝脏真可谓是任劳任怨。不仅要忙着干"解毒"这项脏活，还要参与机体代谢这样的累活。别看他平时不吭声，闹起脾气来也是很可怕的。

脂肪肝大家都已经不陌生了，随着生活水平的提高，脂肪肝的发病率也是逐年攀升。脂肪肝不仅会导致肝炎、肝硬化等肝脏病变，近年来的研究认为非酒精性脂肪肝作为代谢综合征的组成成分，还与 2 型糖尿病、动脉粥样硬化性心血管疾病及血脂异常的高发密切相关。然而，不少人尤其年轻人们仍然对它不以为意，忽视了治疗。殊不知，危险正在一步步逼近。下面就细数它的危害。

（1）导致肝硬化、肝功能衰竭、肝癌。各种肝病的最终结局往往是肝硬化，脂肪肝也不例外。肝硬化往往又会继发肝癌。最终腹水，消化道大出血，肝功能衰竭等将接踵而至，危及生命。

（2）降低人体的免疫功能。肝脏中的网状内皮细胞吞噬系统，是清除身体各种抗原的主要阵地。因此肝细胞脂肪变性或坏死，会使机体的免疫功能下降。脂肪肝患者常伴有肝脾肿大。脾脏也是人体重要的免疫器官，脾肿大会造成脾功能亢进。免疫细胞在脾脏中成熟、分化，脾功能异常抑制了细胞免疫的功能，所以脂肪肝患者抵抗力差，更容易被感染。

（3）降低肝脏的解毒能力。肝脏是人体的解毒器官，一旦它被脂肪细胞攻击，丧失了解毒能力，那么我们将会受到各种药物、食物的代谢毒物的威

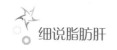

胁，而这种威胁很有可能是致命的。如蛋白质分解产生的氨未被及时清除，释放入血，通过血—脑屏障进入到大脑中，通过一系列的作用，可以对大脑产生毒性，从而引发肝性脑病等严重的并发症。

除了以上肝脏本身的危害，脂肪肝还与2型糖尿病、动脉粥样硬化性心血管疾病及血脂异常等作为代谢综合征的组分，互为因果，相互影响。代谢综合征，不同的症状共享共同的病因，即肥胖和胰岛素抵抗。

（4）促进动脉粥样硬化的形成，进而诱发或加重高血压、冠心病。脂肪肝患者因常伴有高脂血症，血黏度增加，其中的低密度脂蛋白（LDL）因其分子质量小，可以穿过动脉血管壁并附着在血管内膜上，使得动脉弹性降低，管径变窄，最终导致血液循环障碍。同时，动脉粥样硬化与高血压和冠心病的关系十分密切，容易导致心肌梗死而猝死。

（5）诱发或加重糖尿病。一方面，胰岛素抵抗作为原发病因参与脂肪肝的发生和发展；另一方面，营养过剩者肝脏脂肪变及肝细胞损伤，也会诱发和（或）加剧全身胰岛素抵抗，促进代谢综合征及其相关病变的发生。可见脂肪肝与糖尿病实在是一对难兄难弟。

（6）与高尿酸血症关系密切。有研究表明：尿酸参与非酒精性脂肪性肝病的发生、发展，两者相互影响，共同参与代谢综合征的发生和发展。而高尿酸血症又会进一步影响肾功能，促进慢性肾病的发生。

以上就是脂肪肝的各种"罪行"，你数清了么？

小 结

脂肪肝的危害

肝 脏 疾 病	代 谢 综 合 征
• 肝炎	• 与胰岛素抵抗互为因果
• 肝硬化	• 2型糖尿病
• 肝癌	• 心脑血管疾病
• 肝衰竭	• 高尿酸血症
• 肝性脑病	

综上，脂肪肝发展到严重阶段，肝功能衰竭、肝癌以及心脑血管疾病可能是它最后的归宿。现在，很多脂肪肝患者还没有发展到一定阶段，都不去重视它，这是很危险的。不要认为吃多了没什么，要知道脂肪肝并不可怕，对它的漠视才可怕。早发现、早治疗，脂肪肝是完全可逆的。

7. 脂肪肝会引起哪些其他疾病
脂肪肝带来"连锁反应"

很多时候，脂肪肝不是一个独立的疾病，而是全身性疾病累及肝脏的一种病理改变。各种类型的脂肪肝都可同时合并有其他疾病的存在。下面我们就详细说明一下。

非酒精性脂肪性肝病是肥胖和代谢综合征累及肝脏的表现。代谢综合征以胰岛素抵抗为主要特点，临床上通常表现为体脂增加、脂质代谢紊乱、高血压，以及胰岛素作用减弱所导致的空腹高胰岛素血症、葡萄糖耐量受损等。非酒精性脂肪性肝病也可表现出以上特点，可以说，脂肪肝的出现，往往预示着这些疾病的发生。

（1）心血管疾病的发生。非酒精性脂肪性肝病患者血中的脂质成分增多，使血黏度增加，流速减慢，血中的脂质成分沉淀在管壁上，而且其中低密度脂蛋白体积很小，容易穿过管壁的内层在血管壁的夹层中沉积。使血管壁的弹性降低，管壁的内径变窄，为心血管疾病的发生提供了病变的基础，同时心血管疾病又是脂肪肝的首要死亡原因。

（2）诱发和加重糖尿病。脂肪肝患者不仅有着与 2 型糖尿病患者相似的临床特点，如超重、腰围超标、空腹血糖升高等，在发病机制上也存在着千丝万缕的联系。其中，胰岛素抵抗是 2 型糖尿病的发病机制之一。而肝脏中过多的脂肪沉积可诱导肝脏的胰岛素抵抗，使胰岛素抑制肝脏内源性葡萄糖生成的能力受损，致使血糖增高。临床上，一些肥胖型脂肪肝患者虽然并未达到糖尿病的诊断标准，但其糖代谢可能已经出现异常。这些患者也要注意，不可掉以轻心。

（3）其他相关疾病。如痛风、胆石症、睡眠呼吸综合征等。

　　酒精性脂肪肝患者常伴有酒精中毒相关的其他病变的表现，如酒精依赖、酒精戒断症状、胰腺炎、周围神经炎、营养不良等。酒精性肝病最初表现为酒精性脂肪肝，往往症状较轻，不易被发现，随后病程逐渐发展为酒精性肝硬化，甚至出现肝细胞广泛性坏死，诱发肝功能衰竭。此外，酒精性肝硬化患者发生肝癌的风险较高，一旦发生肝硬化，即使戒酒，往往也不能防止肝癌的发生。所以说，戒酒要趁早才可以有效阻止酒精性肝病的进展。一般来说，严格地戒酒4周以上，单纯的酒精性脂肪肝就会得到明显的改善。

　　营养不良性脂肪肝常与慢性消耗性疾病同时存在，如结核病、炎症性肠病等，患者往往有低体重、贫血、低蛋白血症和维生素缺乏的表现。

　　总的来说，脂肪肝往往是一个信号，预示着其他疾病的发生。

小　结

脂肪肝会引起的疾病

- 非酒精性脂肪性肝病是代谢综合征的肝脏表现
- 酒精性脂肪肝常伴有酒精中毒的相关表现
- 营养不良性脂肪肝常与慢性消耗性疾病同时存在
- 如心血管疾病、糖尿病、高脂血症、痛风等
- 如酒精依赖、胰腺炎，以及各种维生素缺乏
- 如结核、炎症性肠病等

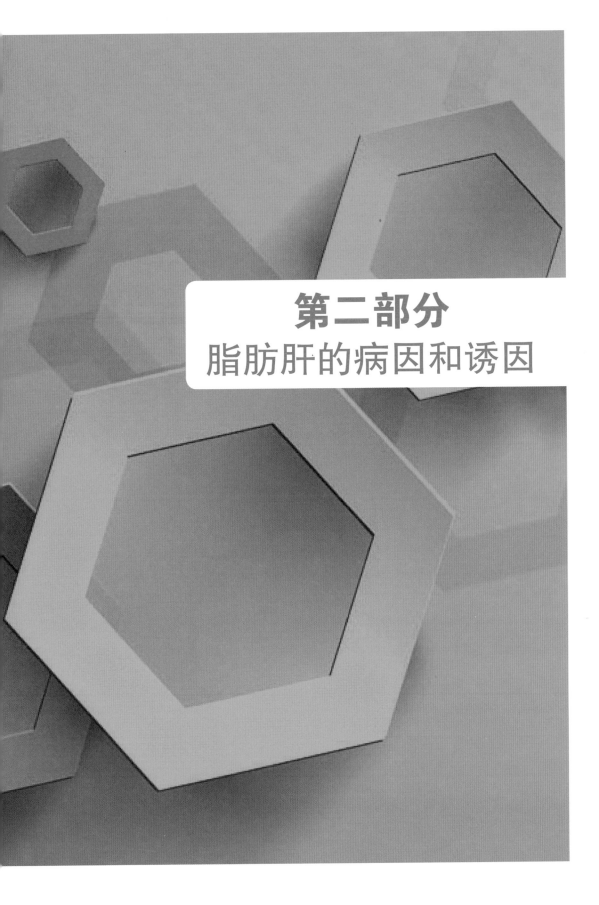

第二部分
脂肪肝的病因和诱因

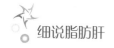

1. 高脂饮食与脂肪肝
食物中的油脂和脂肪肝有关吗

食物中的油脂和脂肪肝有关么？当然有。肝脏，像一个化学工厂，是人体内以代谢功能为主的一个重要器官，参与脂肪的分解、合成及运输等，整个过程极其复杂，有很多过程我们还不完全知晓（图2-1）。简单地说，食物中的脂类经小肠消化吸收后，以乳糜微粒形式运输到脂肪组织储存起来，或运送到肝脏进一步改造后，以极低密度脂蛋白的形式运输至脂肪组织储存。乳糜微粒可进入肝细胞，通过肝内一系列酶的作用，其中一部分转化为胆固醇或胆汁酸盐，最后从胆道排除。另一方面，肝细胞摄取来自血液的游离脂肪酸（脂质的一种），经过β氧化等过程后，再合成三酰甘油、胆固醇酯、磷脂等，通过极低密度脂蛋白的形式运出肝脏。正常情况下，人体肝细胞在一定范围内可自我调节。但当脂肪代谢紊乱时，如在高脂饮食或其他一些病理情况下，或因转出三酰甘油减少，则会导致脂滴堆积于肝细胞，进而形成"脂肪肝"。

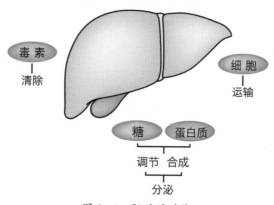

图 2-1　肝脏的动能

我们从食物中摄取的油脂主要为动物油和植物油两大类。动物油（如猪油、羊油、牛油、黄油等）富含饱和脂肪酸，经常食用会使肝细胞合成三酰甘油增多，进而形成脂肪肝。植物油富含不饱和脂肪酸，其中橄榄油、菜籽油、茶油、各种坚果油等富含单不饱和脂肪酸，长期食用能促进胆固醇的排出，并抑制内源性胆固醇合成。玉米油、大豆油、葵花籽油、花生油、芝麻油及鱼油富含多不饱和脂肪酸。多不饱和脂肪酸中的亚油酸和 α-亚麻酸是人体必需脂肪酸，但多不饱和脂肪酸相比其他两种脂肪酸最不稳定，在油炸、煎、炒的高温下最容易被氧化，因此过多摄入容易引起体内氧化物积累，导致一些慢性疾病。有专家推荐我们摄入油脂中单不饱和脂肪酸、多不饱和脂肪酸与饱和脂肪酸的摄入比值为 1∶>1∶<1 最为合适，在日常生活中，我们可以参照这个比例，合理选择膳食中的油脂。近年来的研究发现脂肪肝患者的死亡率比普通人群高，这增高的死亡率并不是由肝脏疾病本身所导致的，而是与心血管疾病风险增高相关。因为脂肪肝相关的代谢紊乱会增加患心血管疾病的风险。目前较倾向于认为脂肪肝会影响心脏结构及功能，如引起左心室舒张功能不全。已有很多的研究表明，肝脏疾病患者的血液循环系统易处于高动力状态，进一步导致神经体液调节紊乱、血容量分布异常、血管活性物质水平异常等，从而导致心脏结构及功能改变，严重的时候会导致心功能不全。

2. 药物与脂肪肝
有些药物能引起脂肪肝

已有大量的临床研究表明，多种药物可以导致脂肪肝，主要有以下几类：① 抗生素类，如：四环素、博来霉素。② 细胞毒性药物，如：甲氨蝶呤、5-氟尿嘧啶、奥沙利铂，这一类多用在肿瘤化疗中。③ 我们平时吃的解热、镇痛、抗炎药（非甾体类抗炎药），如：阿司匹林、布洛芬、普奈生等，我们常吃的感冒药也属于这一类。④ 核苷类反转录酶抑制剂药物，如：可用于治疗艾滋病的齐多夫定、去羟基苷。⑤ 其他，如：治疗心律失常的胺碘酮（可达龙）、常用的抗血小板药物阿司匹林，以及其他药物，如：丙戊酸钠、糖皮质激素等。上述这些药物可通过破坏肝脏中脂肪代谢的各种不同阶段而造成脂滴沉积在肝细胞内。如四环素是通过抑制肝脏中极低密度脂蛋白的转出，进一步抑制三酰甘油从肝脏中转出；阿司匹林等诸多药

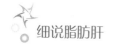

物可通过抑制肝脏中脂肪酸的β-氧化，从而导致肝内三酰甘油等的沉积（图2-2）。

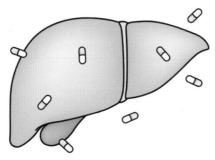

图2-2　药物对肝脏的影响

在日常生活中，我们可以稍加留意一下自己是否长期服用上述药物，如果需要长期服用上述药物，尽可能选用同类药物中肝脏毒性较小的药物。在用药前我们最好能够检查一下肝功能、肝脏B超以了解肝脏的基础情况，服药期间也别忘了定期检查肝脏B超、肝功能、血脂等，以便及时发现问题。如果我们在服药期间出现肝功能、血脂异常或者肝脏B超发现有脂肪肝趋势，切记不要自己随便停药、吃药，一定要与医生沟通、听取医生建议，考虑药物的相互作用，避免加重肝脏损害。特别是一些老年朋友，容易听信虚假广告或朋友宣传"某某保健品可以护肝"，在服药的同时再加一些"护肝片"，这种做法是万万不可取的。

3. 心功能不全与脂肪肝
常伴随出现，需定期检查

心功能不全的患者，轻则做稍剧烈一点的运动会感到喘、闷、透不过气，重则严重影响日常生活。因此，如果在体检中发现自己有脂肪肝，平日一定要多关注自己的心脏功能，体检时留个心，关心一下心电图或者心脏超声检查等相关结果。对于原来就有心血管方面基础疾病的患者，也需要经常关心一下自己的肝脏，可以定期化验肝功能、血脂、肝脏B超，如果发现有潜在脂肪肝趋势，一定要及时向医生求助，寻找适合自己的方法进行干预，避免脂肪肝进一步发展。

4. 妊娠与脂肪肝
多吃不动，孕晚期易得脂肪肝

妊娠期急性脂肪肝是一种多发于妊娠晚期的严重并发症，具有起病急、病情重、进展快和病死率高等特点。既往报道的发病率为 1/10 000～1/15 000，目前主要高危因素有初产妇、胎儿男性、多胎妊娠等。目前来看，有以下几种可能的机制：① 胎儿体内脂肪酸 β 氧化障碍，胎盘中累积的脂肪酸回流到母体，从而易导致孕妇肝内脂肪酸累积，形成脂滴沉积、肝内脂肪变性。② 妊娠期孕妇体内的一些激素，如雌激素、生长激素、肾上腺皮质激素等激素水平升高，这些都会导致脂肪酸代谢障碍。③ 孕妇容易因为孕吐等原因发生营养不良，进而损伤线粒体氧化脂肪酸的功能，诱发脂肪肝。

有些孕妇因为肚子里有了宝宝，以为要补充双份营养物质，而且补充的多为高蛋白质、高脂肪食物，很容易出现营养过剩（图 2-3）。怀孕后随着肚子一天天增大，孕妈妈的行动也不如怀孕前那么方便，因此活动量明显下降。每天多吃少动，日积月累，孕妈妈们体内过多的热量转化为脂肪储存在肝脏，形成脂肪肝。随着宝宝的呱呱落地，新妈妈为了保障宝宝的"口粮"免不了继续大吃大喝，而且因为要照顾宝宝，新妈妈的运动量也无法恢复到怀孕前的水平。因此产后过度进补、活动量减少也是普遍存在的现象。这些都会造成生产后的肥胖，进一步加重脂肪肝，不利于产妇的恢复。建议女性朋友们在怀孕期间及哺乳期间做到膳食营养均衡，控制体重过快过多的增长，可以向营养师咨询如何合理的搭配膳食，既要宝宝长得好，也要保持自己的健康。

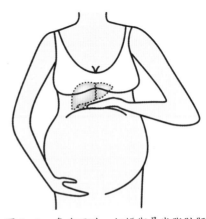

图 2-3　多吃不动，妊娠期易发脂肪肝

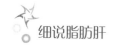

5. 脂肪肝的病因不只在肝脏
人体内"代谢紊乱"害处多

随着社会经济快速发展和人民生活水平逐步提高，我国居民的饮食结构已发生了极大变化，人口老龄化也日趋严重。高血脂、高血糖和高血压（简称"三高"）的发病率也明显上升，居民体检时出现脂肪肝和"三高"已成为普遍现象。非酒精性脂肪肝是全世界日趋普遍的慢性肝病，在西方发病率为15%～20%，我国人群中发病率约为23.5%。慢性肝病和健康检查中肝功能异常的首要原因即为它，其危害不容小觑。

那么，引起脂肪肝的病因有哪些呢？脂肪肝的发生与饮食习惯和生活方式密切相关，与人体内代谢紊乱有着不可忽视的关系，尤其是血脂代谢异常。临床统计显示，代谢综合征患者如高血压、高血脂、冠心病、肥胖、糖尿病、脑卒中等脂肪肝的检出率为健康人群的39倍。所以脂肪肝的危害不仅限于肝脏本身，它还是人体内代谢紊乱的一个重要预警信号，是各种心脑血管疾病、代谢异常的危险诱因之一！因此，鉴于对代谢相关脂肪性肝病发病机制的深入理解及其患病率的不断攀升，2020年初，由22个国家30位专家组成的国际专家小组发布了有关代谢相关脂肪性肝病新定义的国际专家共识声明。新的诊断标准基于肝脏脂肪积聚（肝细胞脂肪变性）的组织学（肝活检）、影像学及血液生物标志物证据，同时合并以下3项条件之一：超重/肥胖、2型糖尿病、代谢功能障碍。脂肪肝不是一个孤立的疾病，如果某君身患肥胖、血脂异常、2型糖尿病等，那么脂肪肝就在不远处等着他了。反过来，脂肪肝又与代谢综合征、2型糖尿病等高发密切相关，这些疾病宛如一个密不可分的"闺蜜群"，祸害人类健康（图2-4）。

而年龄、体重指数（BMI）及胰岛素抵抗指数是非酒精性脂肪肝合并代谢综合征的影响因子，年龄每增加1岁，代谢综合征发病风险也随之增加，非酒精性脂肪肝发病风险亦增加。年龄越大，心血管疾病和糖尿病发病风险均显著上升，而心血管疾病及糖尿病反过来也会增加脂肪肝及代谢综合征的发病风险。

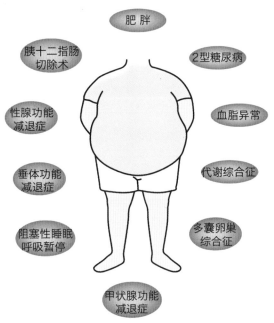

图 2-4　脂肪肝可能的病因

　　临床上一般将超重和（或）肥胖（BMI ≥ 25）作为代谢综合征诊断的 4 个指标之一，代谢综合征是指人体的蛋白质、脂肪、碳水化合物等物质发生代谢紊乱的病理状态，是一组复杂的代谢紊乱症候群，脂肪组织每增加 1%，肝脏内脂肪将增加 22%，腹内脂肪增加 1%，肝脏内脂肪增加 104%，肥胖患者，日常活动越趋缓慢、慵懒，热量消耗低，易引发脂代谢紊乱，代谢热量的消耗不够，脂肪在肝脏中富余、过度沉积会形成脂肪肝。

6. 原来脂肪肝和糖尿病有共同的病因
脂肪肝是糖尿病的"预备军"

　　非酒精性脂肪性肝病是目前肝损伤常见的原因，这里"非酒精性"是指营养过剩、胰岛素抵抗及相关代谢紊乱等因素，胰岛素抵抗是其核心的发病机制。首先我们来了解一下什么叫"胰岛素抵抗"，正常人体中胰岛素帮助我们降糖、调节脂肪及蛋白质代谢，而胰岛素抵抗则是正常数量的胰岛素不足以产生对脂

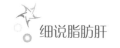

肪细胞和肝细胞的正常的胰岛素响应的状况。简单来说，胰岛素抵抗就是体内的胰岛素生理作用减弱了，不能很好地工作，干同样的活需要更多的胰岛素才行。肥胖、非酒精性脂肪肝促进脂肪的堆积，都可导致胰岛素抵抗的发生。

糖尿病是由多种原因引起的胰岛功能衰退或胰岛素抵抗而引发的一种代谢综合征，脂肪肝是由肝细胞内脂肪堆积过多引起的病变。两者看似没有关系，但事实却是，它们是一对"难兄难弟"。许多患有糖尿病的患者同时也会有脂肪肝，而有脂肪肝的患者时间久了慢慢也会患上糖尿病。

脂肪肝为什么会成为糖尿病的"预备军"？肝脏是人体内最大的腺体，是机体脂质代谢的中心器官，是一间"加工厂"，承担着三大营养物质（糖类、脂肪、蛋白质）以及维生素、激素的代谢、免疫、排毒等众多功能。正常人的肝脏组织中都会含有少量脂肪，如三酰甘油、胆固醇、磷脂等，这些脂肪的总重量约为肝脏重量的3%～5%。健康的肝脏内，脂质的合成和代谢总保持着一个动态的平衡，因为肝内没有多余的空间储存脂肪，所以一般不会存在脂质堆积。但如果长期摄入过量的高脂、高糖、高热量的食物，导致营养物质过剩，人体无法充分利用，就会转化成脂肪堆积，导致肥胖。如果继续如此下去，肥胖到一定程度时，肝脏载脂蛋白不足以结合全部的脂质，多余的脂肪就不得不挤进肝脏细胞，堆积在里面。如果肝脏内脂肪蓄积超过肝脏重量的10%（或在组织学上肝细胞50%以上存在脂肪变性）时，就被称为"脂肪肝"。除了脂质代谢外，肝脏同样还承担着许多其他物质的代谢，比如——糖。但如果肝脏出现问题，它的"加工"能力就下降了，糖在血液中"游荡"，却找不到要去的地方。血糖升高，胰岛素分泌增加，就出现了"胰岛素抵抗"，再就是"高胰岛素血症"，这时离2型糖尿病，只有一步之遥了（图2-5）。所以说，脂肪肝是2型糖尿病的"预备军"，一旦患上脂肪肝，就要小心血糖的波动变化，以免糖尿病的来袭。

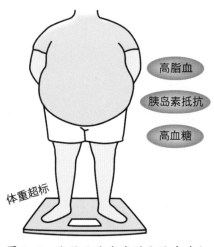

图2-5　脂肪无法代谢引发胰岛素抵抗，造成血糖升高

此外脂肪肝也是 2 型糖尿病最常见的并发症之一，发生率在 50% 左右，也就是说，每 2 个 2 型糖尿病患者中，可能就存在 1 个并发脂肪肝的患者。因为糖尿病作为一种基础代谢性疾病，会引发身体各个器官损伤，肝自然也不例外，脂肪肝就是其中的类型之一。在患者患上糖尿病后，因为原本就对糖的利用出现了障碍，摄入的糖只有少数能被细胞利用转化成能量，机体就去动员脂肪帮助糖为机体供给能量。因此，储存在脂肪组织中的脂肪分解增多，形成大量的游离脂肪酸，又通过体内门静脉系统等一系列转运进入肝脏，最后在肝脏大量合成、储存三酰甘油，形成脂肪肝。

7. 病毒性肝炎与脂肪肝
丙肝治愈率 99%

慢性病毒性肝炎和非酒精性脂肪性肝病是目前最常见的两种慢性肝脏疾病，两者常常同时出现在一个人身上，临床病理研究显示，慢性乙型肝炎和慢性丙型肝炎病毒感染在导致汇管区炎症的同时均可引起肝细胞脂肪变，其中以丙型肝炎（简称丙肝）最多见，非酒精性脂肪肝是慢性丙肝感染者中的突出的特征，病毒以及宿主因素均参与了脂肪变的形成。

在丙型肝炎病毒（HCV）可能的分型感染者中，基因 3 型 HCV 感染被报道发展为肝细胞癌的风险最高，其脂肪变与病毒载量间存在密切的关联，这种脂肪变被认为是病毒起源的，因而被称为病毒性脂肪变。主要特点为血清抗 HCV 和 HCV-RNA 阳性，肝组织学改变以汇管区为主，并有丙型肝炎的一些特征性病变。临床表现类似于普通的慢性病毒性肝炎，患者常无肥胖、糖尿病、高血压等代谢综合征征象，血清胆碱酯酶活性下降。

而在非基因 3 型 HCV 感染患者中，脂肪变主要与宿主因素相关，例如高 BMI、肥胖，尤其是内脏型肥胖、胰岛素抵抗、2 型糖尿病等，因而被称作代谢性脂肪变。丙型肝炎患者体内的胰岛素的作用下降，被医生称为"胰岛素抵抗"或"胰岛素抗性"。胰岛素不起作用或者作用降低了，当然就会导致血糖升高，引起糖尿病。为什么会发生这种现象呢？有医生发现，丙型肝炎患者血液中一种被称为"肿瘤坏死因子"的物质增多。大家不要以为这种因

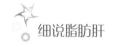
子只与肿瘤的发生有关。近年来发现，这种因子与糖尿病的发生有密切关系。人们发现，肿瘤坏死因子在体内可以干扰胰岛素的作用，导致"胰岛素抵抗"的发生。另外，丙肝病毒常在肝脏引起肝细胞脂肪变性、脂肪肝和肝脏铁代谢异常。肝细胞脂肪变性和脂肪肝本身就与"胰岛素抵抗"的发生有密切的相关性；肝脏铁代谢异常不仅可以影响肝脏的糖代谢功能，多余的铁沉积在胰岛细胞，也可以引起糖尿病及脂肪肝的发生。在丙型肝炎患者中胰岛素抵抗的发生率非常高（可达80%）。

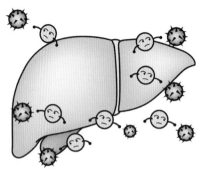

图2-6 发现病毒性肝炎应尽早抗病毒治疗

目前已有研究证据显示，HCV相关的肝脂肪变与肝细胞癌的发生相关，其中肝脂肪含量是重要的危险因素。通常基因3型HCV感染被报道发展为肝细胞癌的风险最高，胰岛素抵抗及脂质代谢紊乱也被认为是HCV相关的肝脂肪变的致癌因素。丙型肝炎抗病毒治疗费用虽然比较昂贵，但治愈率高达99%（图2-6）。

小知识

　　对于文中提及的、和脂肪肝相关的"慢热"型的乙肝、丙肝，其主要通过血液、性和母婴传播。预防它们，我们要做的是：接种疫苗、洁身自好、保护好皮肤黏膜、避免日常生活的传播，乙肝和丙肝还可能通过文身、穿耳环孔，与人共用剃须刀、牙刷等传播。如果确诊感染肝炎，最正确的做法就是及时到医院接受正规、科学的治疗。肝炎并不可怕，只要选择正规医疗机构进行规范的抗病毒治疗并定期检测，可以最大限度地降低肝炎的危害。

　　那么如果合并有"慢热"型的乙肝、丙肝该如何治疗呢？对于乙肝相信大家都不陌生，乙肝的治愈是很多患者所期望的，目前治疗乙肝所追求的是可以通过药物来达到长期持久控制住病毒的效果，病情稳定，从而不影响日常生活。常用于治疗乙肝的药物有恩替卡韦、拉米夫定、干扰素等，具体的药物选用则需要去医院根据病情听取医生的专业建议。丙肝属于一种可以"治愈"的肝炎，目前来说，治疗丙肝药物的有效率都是比较高的，尽管如此，一旦出现丙肝，还是应该及时治疗，不然长期患病可能会导致出现肝硬化等，就难以完全逆转了。

8. 饮酒与脂肪肝
饮酒适量更健康

　　过量饮酒是诱发多数男性脂肪肝的主要因素，因为酒精一旦进入体内，90% 以上是通过肝脏进行新陈代谢的，酒精在肝脏内先代谢为乙醛，最后代谢为乙酸。乙醛会对肝脏产生很大的损害，超出肝脏自我代偿能力，严重损害肝细胞，久而久之形成脂肪肝。

　　长期大量饮酒会加速肝脏疾病的发生，酒精性肝病的发生与酒精消费量（即日平均饮酒量及饮酒时间）有关。一般来说，每日平均饮酒 80 g［酒精（g）＝饮酒数量（mL）× 酒精度数 ×0.79（酒精比重）］以上者，连续 10 年即可发病。此外，长期过量摄入酒精的人群常伴随叶酸、维生素 B_6 和维生素 B_{12} 等人体必需营养成分的缺失，影响肝脏的合成代谢能力，同时胶原纤维生成增多，而胶原酶激活减少，导致肝纤维化的发生、发展。酒精合并病毒感染可加重肝脏损害的炎症反应，加速肝硬化和肝细胞癌的发生。此外，饮酒者对病毒性肝炎的易感性增高，2017 年中国疾病预防控制中心调查显示，饮酒与慢性乙型肝炎、慢性丙型肝炎合并肝癌呈正相关，因此，饮酒不仅是肝炎病毒的易感因素，两者同时存在可显著加重疾病的进展，协同促进肝癌的发生。饮酒不仅加速肝病的进展，还可影响慢性肝炎的治疗效果，饮酒可上调乙型肝炎病毒基因表达和病毒的复制，不仅影响核苷类药物抗病毒疗效，也容易导致乙肝治疗停药后复发。

　　然而也有研究发现，与不饮酒和大量饮酒的人群相比，适量饮酒人群的

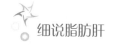

脂肪肝发病率更低，提示适量饮酒可能对缓解脂肪肝有利。与不饮酒者相比，适量饮酒者的高血压患病率和 BMI 更低。适量饮酒可能对脂肪肝患者的心血管系统起着一定的保护作用。流行病学调查也显示，普通人群通过适量饮酒可改善血脂代谢、胰岛素敏感性，改善炎症前状态和高凝状态等代谢紊乱。

乙醇在人体内代谢受相关基因多态性影响较大，乙醇摄入体内后主要通过肝脏代谢，其中 ADH 和 CYP2E1 是乙醇代谢的主要酶，两者均有基因多态性，不同基因个体表达的酶活性不同，从而影响机体对乙醇的易感性，CYP2E1 在形成乙醇性肝损伤中起一定作用。首先我们来认识第一个和饮酒相关的基因——*ADH1B*，也称"解酒基因"，存在于大约 70% 汉族人体内，为东亚人所特有。它有助于加快乙醇分解速度约 13 倍，在乙醇分解代谢中起主要作用，与该基因相关疾病为酒精依赖和酒精性肝硬化。第二个跟饮酒相关的基因叫作 *ALDH2*，也称"无害化"处理基因，如果缺失了这个基因，那么喝酒是一定没有快感的。在中国人中，这一基因功能缺失的人占了人口总数的 50% 以上，缺失这一基因功能的人最显著的标志就是一喝酒就脸红。喝酒容易红脸的人身体内有高效的 *ADH1B*，能迅速将酒精转化成乙醛，却缺乏 *ALDH2* 功能，导致乙醛在体内迅速累积而迟迟不能代谢。此时大量积累的乙醛会导致人体内毛细血管破裂，外在表现就是喝酒脸红，因为这类人对喝酒不会感到快感，所以他们不会主动去喝酒而比较容易生存下来并继续扩大，占现代人中的大多数。而那些不含 *ALDH2* 却嗜酒的人，则会慢慢淘汰掉。目前在一些个体化治疗基因检测套餐中提出了酗酒基因检测套餐，包括了 *ALDH2*、*ADH1B*、*CYP2E1*、*CETP* 等基因，根据其结果给予个体化饮酒建议。

古诗有云"明月几时有，把酒问青天""举杯邀明月，对影成三人""对酒当歌人生几何"甚至陶渊明先生曾酒后作诗 20 首留下了"采菊东篱下悠然见南山"的经典诗句。由此可见，几千年来酒已经作为一种文化融入了我们生活的各个方面。我们不提倡酗酒，过量饮酒的脂肪肝患者应该严格限制饮酒量，对于那些并存显著肝纤维化、病毒性肝炎的脂肪肝患者更应做到戒酒。然而，由于个体酗酒基因差异，因人而异的个体化适量饮酒建议可能会使少部分脂肪肝患者获益。2020 年发布的代谢相关性脂肪性肝病的国际专家共识已指出，代谢相关性脂肪性肝病与是否饮酒及饮酒量无关。

9. 毒物与脂肪肝
中毒与脂肪肝

肝脏是人体重要的解毒器官，具有强大的代谢功能。但是如果进入体内的毒物量超过了肝脏的代谢能力，就会导致急性或慢性中毒，引起肝脏及全身脏器的损伤。生活中最常见的中毒可能就是酒精中毒了，酒文化是中华民族自古以来源远流长的传统，大量文人墨客多有着墨。但大量饮酒不仅对肝脏会产生严重损伤，还可能引起急性胰腺炎、慢性胃炎、消化性溃疡、高血压、心绞痛、脑卒中、酒精性心肌病、各种心律失常和心源性猝死、神经系统损害、肿瘤等。

脂肪肝已经成为全球最常见的慢性肝脏疾病，而长期大量饮酒正是脂肪肝的重要病因。酒精中毒所致的酒精性脂肪肝诊断标准对酒精摄入量的描述为：长期饮酒史，一般超过 5 年，折合乙醇量男性 $\geq$ 40 g/d，女性 $\geq$ 20 g/d，或 2 周内有大量饮酒史，折合乙醇量 > 80 g/d。那为什么酒精中毒会导致脂肪肝呢？因为绝大多数的酒精是在肝脏中代谢的，过量的酒精本身对肝脏具有直接的毒性作用，它在肝脏中代谢后产生大量有害产物如乙醛、氧自由基等，干扰了肝细胞线粒体的有氧呼吸，造成脂肪酸在肝内氧化分解障碍，引起脂肪酸大量堆积；同时酒精不仅在肝脏内"扰乱秩序"，在血液中也会影响脂肪酸的氧化，外周血脂肪酸水平明显升高，引起高脂血症，肝脏被动地摄取脂肪酸增多最终产生脂肪肝，尤其是缺乏乙醛脱氢酶（乙醇代谢中的关键酶）的人群，少量饮酒即可出现急性酒精中毒，如不及时控制，可发展成酒精性肝炎、肝纤维化、肝硬化及肝癌。

除了酒精中毒，我们生活中遇到的药物性肝损伤（DILI）也十分常见（图 2-7）。现代药典药物中超过 1 000 种药物可以诱发不同程度的肝损伤，最常见的包括甲氨蝶呤、四环素、胺碘酮、糖皮质激素等，严重者可能需要肝移植或直接导致患者死亡。DILI 也是导致药物从市场或更早的临床试验中撤市的重要原因。DILI 的机制并未完全阐明，但最终均导致线粒体功能障碍，继而诱发肝内氧化应激，肝细胞能量缺乏，肝脏摄取游离脂肪酸增多，导致

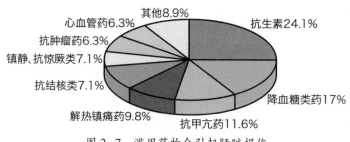

图 2-7　滥用药物会引起肝脏损伤

三酰甘油蓄积引起肝脏脂肪变性。

　　最后，我们生产生活中可能接触到的重金属及有机毒物也有可能诱发或加重脂肪肝的发生发展。如γ-六氟乙烷，这是一种全球广泛使用的有机氯杀虫剂有效成分，对全身多系统多脏器存在毒性作用。长时间的氟暴露可以导致细胞膜脂质受损，引起细胞膜功能障碍，诱发肝内脂质代谢紊乱，肝脏可在短时间内出现严重脂肪变性，也可使原有的脂肪变性的肝细胞坏死，造成严重的肝损伤、肝衰竭。另外造船业、蓄电池制作等生产过程中，可能存在重金属如铅和镉的长期暴露，会引起肝细胞细胞膜的通透性改变，诱发氧化应激，线粒体功能障碍，肝脏继而出现明显的脂肪变性，导致脂肪肝、肝纤维化甚至肝硬化，如短时间内高浓度接触可能导致肝衰竭。

　　因此，避免酗酒，避免接触有害毒物及服用肝损药物，是保护肝脏的基础，尤其是对于有慢性肝病的患者更为重要。

10. 性别与脂肪肝
谁更容易患脂肪肝，男性还是女性

　　脂肪肝的患病率在不同性别人群存在较大差异。大多数研究表明，在60岁之前男性脂肪肝患病率明显高于女性，这可能是与女性卵巢分泌的雌激素可抑制内脏性脂肪堆积、增加皮下脂肪的形成有关，而男性脂肪肝的高发与饮酒、吸烟、暴饮暴食、生活压力、体育减少等有关。但60岁之后这种趋势可能完全相反，主要是由于女性在步入中老年之后，生理机能减退，雌激素水平下降，内脏功能退化，代谢功能下降，活动与体育锻炼减少，体内脂肪转化为能量随之减少，过剩的脂肪易于堆积肝脏而形成脂肪肝。

11. 年龄与脂肪肝
谁更容易患脂肪肝，少年还是老年

随着社会老龄化的加快，老年慢性病综合征也越来越常见。总体来说，脂肪肝患病率随年龄增长逐渐增加，但不同年龄段的患病率以及患病率最高的年龄段在男性和女性也有所不同。其中，男性多在30～55岁脂肪肝的患病率最高，可能与男性正处于事业上升期、饮酒饮食不规律等不良习惯及运动强度改变有关。而女性50岁之后患病率最高则是因为女性围绝经期年龄在45～60岁，卵巢功能逐渐衰退，雌激素水平呈下降趋势，提示雌激素可能是脂肪肝的保护因素，雌激素水平下降可能是此年龄段患病率增高的主要原因。

由于饮食结构、缺乏锻炼等因素的影响，现在小胖墩儿越来越多见，这部分儿童已经出现一系列的代谢紊乱，如高脂血症、胰岛素抵抗、高尿酸血症等，在这些因素的相互作用相互影响下，"小胖墩儿们"也变成了脂肪肝的高发人群。因此，重点干预30～55岁男性和＞50岁女性，进行早期筛查，预防儿童肥胖，有助于脂肪肝的预防和早期诊治。

12. 高脂血症与脂肪肝
我的血脂高，会不会与脂肪肝有关

前文中我们提到过高脂饮食对脂肪肝的影响，高脂饮食可以直接升高外周血中血脂水平，引起高脂血症，这是常见的代谢综合征（高血压、高血脂、高血糖，俗称"三高"）中的一种，与脂肪肝、动脉粥样硬化有密切联系（图2-8）。高脂血症是一种常见病症，在中老年人中发病较高，其主要危害是导致动脉粥样硬化和心脑血管病（冠心病、脑卒中）。血脂的种类很多，其中最重要的是胆固醇和三酰甘油（TG）。血清胆固醇含量超过 5.72 mmol/L 和（或）三酰甘油含量超过 1.7 mmol/L，即可称为高脂血症。血脂会随年龄增长和身体超重而增高，大量的脂类沉积在血管壁上，导致血管腔狭窄，这是动

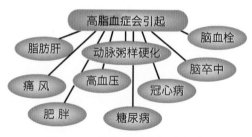

图 2-8　高脂血症引起的疾病

脉粥样硬化形成的重要原因。动脉粥样硬化又是高血压病、冠心病、心肌梗死、脑血栓和脑出血等的发病基础。患有高脂血症的患者，由于其外周血中含有大量的游离脂肪酸，这些游离脂肪酸会对体内胰岛素功能进行干扰，产生胰岛素抵抗，进而促进肝脏合成三酰甘油和极低密度脂蛋白（VLDL），当肝中合成 TG 速度超过其组装 VLDL 速度时，肝脏向外传送的脂肪量减少，便会导致 TG 堆积在肝中形成脂肪肝。而脂肪肝患者肝细胞对脂质代谢出现障碍，进一步会引起血脂升高，加重脂肪肝，形成恶性循环。

　　大多数情况下，高脂血症不会单独存在，它与高血压、糖尿病等相互作用，相互影响，互为因果，高脂血症患者因动脉硬化更易发生高血压，同时合并胰岛素抵抗，血糖调节障碍，引起糖尿病。这些代谢紊乱都会进一步加重肝脏及其他脏器负担，加重脂肪肝。因而我们认为，高脂血症是脂肪肝的重要危险因素。通过饮食、锻炼，必要时药物治疗高脂血症，对改善脂肪肝具有重要作用。

13. 糖尿病与脂肪肝
糖尿病患者容易患脂肪肝

　　糖尿病和脂肪肝是临床上非常常见的慢性代谢性疾病，两病共存的发病率较高。据资料显示，我国成人中糖尿病患病率已高达 10%，90% 以上是 2 型糖尿病，其中 40%～70% 的糖尿病患者合并脂肪肝，30%～40% 的脂肪肝人群中患有糖尿病。也就是说，几乎每两个糖尿病患者就有一个出现了脂肪肝。

那为什么糖尿病患者容易得脂肪肝呢？糖尿病和脂肪肝就像一对亲兄弟，他们拥有"共同的土壤"——肥胖和胰岛素抵抗（图2-9）。吃得太多、肥胖和运动不足是2型糖尿病和脂肪肝共同的诱因。患有糖尿病的患者，血糖长期较高，可导致胰岛素分泌不足，体内的葡萄糖和脂肪酸不能被吸收，脂蛋白合成会出现障碍，致使大多数葡萄糖和脂肪酸不能参与代谢，同时体内葡萄糖利用减少，相应的脂肪分解代谢加速，使得过量的脂肪酸被肝脏摄取，在肝脏内转变成脂肪，存积在肝脏内，导致脂肪肝的发生。其次，肥胖，尤其是腹型肥胖，内脏组织脂肪堆积，促使脂肪肝形成，可以说肥胖伴发的胰岛素抵抗是2型糖尿病和脂肪肝形成的共同机制。

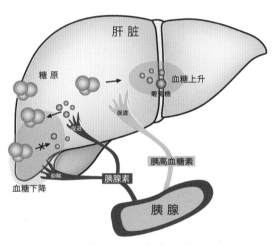

图2-9　胰岛素抵抗

糖尿病和脂肪肝不仅发生环境一样，还可以相互作用、相互影响。脂肪肝患者也容易患糖尿病，脂肪肝与胰岛素抵抗、糖脂代谢恶化有关。在脂肪肝患者，不只是肝脏里多了点脂肪，实际上，多余的脂肪代谢不出去，往往也可以导致胰岛素作用下降，出现胰岛素抵抗，血糖代谢紊乱。而在重度脂肪肝或出现肝硬化时，肝细胞膜结构、功能出现异常，影响肝细胞正常生理功能，进而影响了正常的糖代谢，不能将过高的血糖转化为肝糖原储存，就会造成血糖持续处于高水平，从而加重糖尿病，形成恶性循环。

糖尿病和脂肪肝是共存疾病，其不良结局、心血管风险和死亡的标志

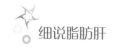

类似。糖尿病是脂肪肝患者肝病进展和肝病相关死亡的危险因素。糖尿病患者中10%的非酒精性脂肪肝患者（脂肪肝）发展为脂肪性肝炎。在脂肪性肝炎合并糖尿病的患者中，糖尿病中肝病相关死亡风险比普通人群高2.5倍，糖尿病使脂肪性肝炎进展速度增快，脂肪肝合并糖尿病肝病相关死亡风险为22倍。脂肪肝与糖尿病形成恶性循环。研究提示，脂肪肝患者将来发生糖尿病的相对危险度为4.6。一般来说，糖尿病合并脂肪肝的患者，除高血糖之外，往往存在更严重的血脂紊乱，较难获得稳定的血糖控制，而且心血管事件发生率、死亡率也显著增加；肝脏方面，共患病会对患者造成进一步的损害，脂肪肝进展为脂肪性肝炎、肝硬化、肝癌的风险更高。因此，脂肪肝患者需要注意加强血糖的监测；糖尿病患者需要注意肝脂肪变性筛查；对于合并这两种疾病的患者，良好的血糖控制和减重是防控疾病进展的关键，且需更加严密的监测肝脏病变程度的进展以及糖尿病相关并发症的防治。

14. 高血压病与脂肪肝
高血压病和脂肪肝有关吗

数据资料显示，高血压和脂肪肝存在密切联系。脂肪肝患者中高血压病患病率较高，高血压患者中脂肪肝患病率也有所增加，而在未患高血压患者群中，脂肪肝患者收缩压水平高于普通人群，而舒张压水平无明显改变。我们团队对上海人群的调查资料显示，上海地区70.2%的脂肪肝患者同时患有高血压，而非脂肪肝患者中，高血压患病率仅为42.6%。脂肪肝是高血压的一个独立危险因素。

脂肪肝和高血压密切相关的原因是什么呢？胰岛素抵抗、内脏性肥胖和遗传因素在其中发挥重要的作用。胰岛素抵抗导致脂肪组织水平对胰岛素敏感性下降，过多游离脂肪酸流入肝脏继而引起肝脏脂肪变；同时胰岛素抵抗继发高胰岛素血症，可以导致水钠潴留、交感神经活性增加、肾素—血管紧张素系统活性增强、促进血管平滑肌增殖等导致血压升高。肥胖个体脂肪组织可以分泌较多的细胞因子导致脂肪肝的发生；肥胖患者往往合并脂质代谢素乱，导致动脉粥样硬化、血内皮功能障碍等，导致高血压的发生。遗传因素在高血压合并脂肪肝患者中也有重要作用，研究发现，高血压合并脂肪肝往往具有家族聚集倾向，基因多态性可能通过影响机体脂质代谢等多个因素导致患者对脂肪肝和高血压病易感。

脂肪肝合并高血压的患者，更易发生糖尿病、动脉粥样硬化，且心血管死亡风险明显增加。因此，要重视两病的相互易感性，做好积极检查；若已经发现两病共存，要严格治疗其他心血管疾病的相关危险因素。

15. 高尿酸血症与脂肪肝
脂肪肝患者会不会痛风

越来越多的研究证据表明，脂肪肝患者中高尿酸血症的发生率明显高于非脂肪肝人群。血尿酸与脂肪肝的发生发展密切相关（图2-10）。数据资料显示，脂肪肝的累积发病率随血尿酸基线水平增加而增加；血尿酸水平每增加 1 mg/dl，脂肪肝的发病风险约增加 1.03。高尿酸血症不仅是脂肪肝发生、发展的独立危险因素，还与脂肪肝的严重程度有关，脂肪性肝炎患者血尿酸水平明显高于单纯性脂肪肝患者，脂肪性肝炎患者的脂肪肝活动度积分 $\geqslant 5$ 时，与高尿酸血症密切相关。

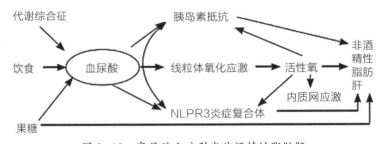

图 2-10　高尿酸血症引发非酒精性脂肪肝

血尿酸与脂肪肝发生的可能机制包括代谢综合征、肥胖、高果糖饮食等导致血尿酸水平增加，引起胰岛素敏感性下降、线粒体氧化应激、NLRP3 炎症复合体激活，进而导致体内氧化应激产物增加及内质网应激，最终导致脂

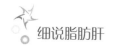

肪肝，而且在脂肪肝发生过程中各种危险因素又相互促进，是一个复杂的过程。

高尿酸显著增加心血管死亡风险，更是心脏衰竭、缺血性卒中发生及死亡的独立危险因素。高尿酸血症合并脂肪肝患者常伴有肥胖、高血压、血脂及糖代谢异常改变，而这些代谢的异常均可增加心血管疾病及脑卒中发生和相关死亡风险，对患者带来不利的影响。故早期对脂肪肝患者进行血尿酸筛查，对高尿酸合并脂肪肝患者进行综合干预至关重要。

16. 慢性肾脏病与脂肪肝
脂肪肝会引起肾功能不全么

脂肪肝不仅影响肝脏，还会增加个体罹患肝外疾病的风险，包括糖尿病、心血管疾病和慢性肾脏病。表面上看，脂肪肝与慢性肾脏病似乎不着边，但实际上，脂肪肝和慢性肾脏病之间明显关联。有研究数据显示，脂肪肝患者发生慢性肾脏病的长期风险增加了近40%。在脂肪肝患者中，慢性肾脏病可能与总体死亡率增加相关。

脂肪肝与慢性肾脏病有许多共同的心脏——代谢危险因子和共同的发病机制，而且脂肪肝与慢性肾脏病的发生率升高相关。脂肪肝不仅仅是慢性肾脏病的标志物，而且有可能在慢性肾脏病的发生中发挥作用。脂肪肝释放大量细胞因子及炎症介质，而这些因子与慢性肾脏病的发生与发展相关。另外，脂肪肝可加剧全身胰岛素抵抗，并促进致动脉粥样硬化性血脂异常的发生，从而影响慢性肾脏病的发生与发展。此外，肾素—血管紧张素系统可促使脂肪肝患者胰岛素抵抗的发生，从而影响慢性肾脏病的发生、发展。

脂肪肝和慢性肾脏病具有相似的代谢综合征特征，即糖尿病、胰岛素抵抗、肥胖和高脂血症。此外，两者都与心血管疾病风险增加相关。慢性肾脏病的存在使个体整体和心血管死亡风险增加。然而，脂肪肝对于慢性肾脏病发生的预后重要性尚需进一步研究。如果得到将来大规模研究的证实，那么脂肪肝对于肾脏疾病进展的潜在负面影响应该得到特别的关注，尤其是关于其在越来越多合并脂肪肝患者的筛查及监测策略方面的应用。

17. 冠心病与脂肪肝
脂肪肝患者会不会更容易得冠心病

脂肪肝与冠心病是一对"双胞胎兄弟"，两者有共同的"胎盘滋养环境"——肥胖、高脂血症、酗酒、糖尿病等。肥胖、高脂血症、酗酒、糖尿病等因素可以导致脂肪肝患者体内脂代谢紊乱，诱发脂肪肝，它们也可以诱导动脉粥样硬化，导致冠心病的发生。研究表明，非酒精性脂肪肝患者中冠心病的发病率明显增加且起病年龄提前。此外，脂肪肝患者最主要的死亡原因往往并不是肝脏疾病本身，而是冠心病等心血管疾病及其并发症。这意味着，非酒精性脂肪肝患者更容易、更早得冠心病，并且因冠心病造成不良结局的风险更大。

因此，非酒精性脂肪肝犹如冠心病的警示灯，患者应该定期进行冠心病的筛查，早期干预，从而降低冠心病的发病和死亡风险。

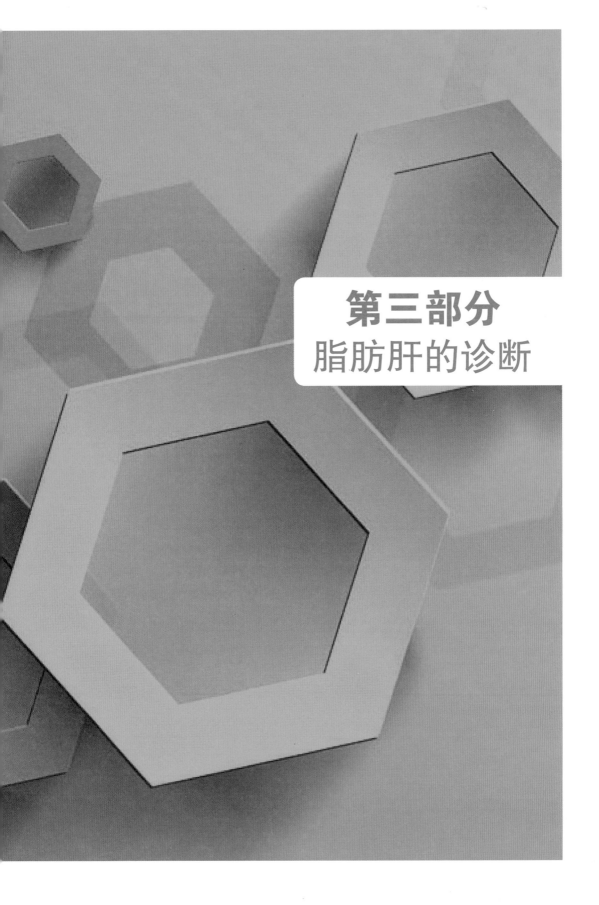

第三部分
脂肪肝的诊断

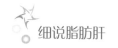

一般而言，脂肪肝属于可逆性疾病，早期诊断后接受治疗常常可以让脂肪肝患者不再进展甚至恢复正常。那么，很多人就要问了，如何诊断脂肪肝呢？这就是一个排除性诊断的过程，有些患者会质疑医生为什么问这么多问题，为什么检查这么多血的指标，接下来，让我慢慢告诉你。

1. 实验室检查生化指标
脂肪肝患者检查报告看这些项目

（1）血清肝功能：（诊断脂肪肝的第一步，了解肝功能）

在脂肪肝的诊断方式中血清学指标检测是一项重要的检测方式，这个检测有个特点，就是方便，只要患者进行肝功能的抽血检查，便能做出初步评估。下面我们具体分析一些检测指标的含义。

1）丙氨酸氨基转移酶（ALT）、天门冬氨酸氨基转移酶（AST）

ALT 和 AST 是人体内两种酶，常常被认为是反映肝脏功能的一项指标，它们可以反映肝细胞损害的程度。脂肪肝会出现 ALT 和 AST 的升高，多为正常值上限的 2～3 倍。酒精性脂肪肝的 AST 升高明显，AST/ALT ＞ 2，非酒精性脂肪肝时则 ALT/AST ＞ 1。

2）γ-谷氨酰转肽酶（γ-GT）、碱性磷酸酶（ALP）

两者又称胆系酶谱，酒精性脂肪肝时 γ-GT 升高较常见，可达正常值上限的 3～4 倍以上，ALP 升高者不到 25%，多为正常值上限的 1.5 倍。非酒精性脂肪肝 γ-GT 的升高也不少见。

3）谷胱甘肽 S 移换酶（GST）

GST 可以反映应激性肝损伤，由于肝细胞质内富含 GST，当肝细胞损害时，移换酶迅速释放入血，导致血清 GST 活性升高，较 ALT 更敏感。

4）谷氨酸脱氢酶（GDH）、鸟氨酸氨甲酰转移酶（DCT）

GDH 为线粒体酶，主要在肝腺泡Ⅲ带富有活性，DCT 为尿素合成酶，参与转甲基反应。脂肪肝时两酶都升高，尤其是酒精性脂肪肝，其 GDH/OCT ＞ 0.6。

5）胆碱酯酶（CHE）、卵磷脂胆固醇酰基转移酶（LCAT）

80% 脂肪肝的血清 CHE 和 LCAH 升高，但低营养状态的酒精性脂肪肝升高不明显。CHE 对鉴别肥胖性脂肪肝有一定意义。

（2）高血压、血脂及血糖代谢

近 20 年来，与超重／肥胖、2 型糖尿病、代谢综合征相关的代谢相关脂肪性肝病的患病率和发病率增长迅速。流行病学调查表明，代谢相关脂肪性肝病患病率变化与肥胖、代谢综合征、2 型糖尿病的流行趋势相平行，并且彼此之间互为因果，共同导致代谢心血管和肝脏疾病并发症的发生。

如果你是肥胖人士，爱喝酒，不爱锻炼，爱吃高热量高脂肪食物，那么你的血压、血糖、血脂代谢都有可能出现问题，而且是极易出现问题，可导致一系列严重的并发症，比如高血压、糖尿病、高脂血症等，相比普通的人群也更加容易合并脂肪肝。

医生不仅仅会关注患者是否得了脂肪肝，还会在患者的血脂及血糖代谢上下功夫。

脂肪肝患者的血脂异常，表现为高三酰甘油血症、高胆固醇血症以及载脂蛋白 B 和游离脂肪酸浓度增加。近一半的高脂血症患者可出现肝脏脂肪浸润，尤其以高三酰甘油血症者发生率最高。

糖尿病患者中约 50% 会发生脂肪肝，其中以成年患者为多。因为成年后患糖尿病者有 50%～80% 是肥胖者，其血浆胰岛素水平与血浆脂肪酸增高，肝脂肪变性既与肥胖程度有关，又与进食脂肪或糖过多有关。

另外，脂肪肝的诊断还要考虑有没有其他肝脏损伤的原因，如果排除了病毒性肝炎、自身免疫性肝病、药物引起的肝损伤所致的肝功能异常，那么还需要考虑是代谢性脂肪肝所致。当然也可能是一种肝病或几种肝病共存。

2. 肝脏影像学检查
B 超、CT、MRI 检查

（1）肝脏 B 超

肝脏 B 超很多人都有所耳闻，某个朋友做一个 B 超，拿来报告一看，是个脂肪肝（轻度）。其实脂肪肝是一个比较隐秘的疾病，一般很难通过一些症

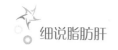

状、体征来判断一个人是否患有脂肪肝。在日常生活中，很多轻度脂肪肝都是 B 超首先发现的，所以，肝脏 B 超对确诊有很大的价值，也成了最常见且实用的诊断方式。

B 超检查可以反映肝脏脂肪浸润的分布类型，粗略判断弥漫性脂肪肝的程度。根据肝内回声的增强或衰减，肝内血管的走行，将脂肪肝分为 3 度，在这里了解一下 B 超检查报告的描述方式，会对大家有很大的帮助。具体如下：① 轻度脂肪肝：表现为近场回声增强，远场回声衰减不明显，肝内管状结构仍可见；② 中度脂肪肝：近场回声增强，远场回声衰减，管状结构走行模糊，但尚可辨认；③ 重度脂肪肝：近场回声显著增强，远场回声明显衰减，管状结构不清，无法辨认。

当肝脏脂肪化达到 10% 时，肝脏 B 超图像便可出现异常，若肝脏脂肪化达到 30%～50% 以上时，超声多可准确诊断，并且，对重度脂肪肝的灵敏度达 95%。

所以肝脏 B 超检查对确诊有很大的价值，而且它具有无创伤、无放射损伤、检查价格低廉、操作简便快捷和可重复等优点。但是，肝脏 B 超检查也有不足，因为只有当肝脏脂肪含量达 30% 以上，才会有脂肪肝的典型表现。

（2）CT 检查

脂肪肝 CT 图像与 B 超图像表现不同，它的密度分辨率更高，要说准确性，CT 诊断优于 B 超。我们来认识下 CT 检查是如何诊断脂肪肝的。

CT 平扫肝脏密度普遍降低，呈弥漫性或局部肝实质密度减低，动态的 CT 变化可反映肝内脂肪浸润的增减。

正常人不同个体的肝 CT 值总是高于脾的 CT 值，当肝的 CT 值低于同一层面脾的 CT 值（肝／脾 CT 平扫密度比值≤1）时，可明确诊断为脂肪肝。

1）CT 定量诊断

① 轻度：表现为肝衰减值轻度低于脾；

② 中度：表现为肝衰减值明显大于脾，肝内血管不显示；

③ 重度：表现为肝衰减值显著降低，并且肝实质与肝内血管之间形成鲜明对比。

2）增强 CT 检查

如果想要增加病变组织与正常组织的密度差别，让病灶"暴露无遗"，同时根据病灶的血供及周围血管分布情况进行诊断与鉴别诊断，就需要注射造影剂后进行 CT 扫描，称之为增强 CT。

增强 CT 后，脂肪肝的肝内血管影会显示得非常清楚，其形态、走向均无异常，有时血管可变细、变窄，但无推移、包绕现象，有助于鉴别肝癌与脂肪肝内的灶性非累及区（正常"肝岛"）。

（3）MRI 检查

MRI 检查一般认为其价值较 B 超和 CT 为小，主要用于 B 超及 CT 检查诊断困难者，特别是局灶性脂肪肝难以与肝脏肿瘤鉴别时（图 3-1）。脂肪肝 MRI 表现是全肝、一叶或灶性脂肪浸润，自旋回波（SE）序列和反转恢复（IR）脉动序列的 T1 加权信号正常。短的 IR 序列和 SE 的 T2 加权像信号可稍高，但只显示脂肪的质子像；脂肪浸润区为高信号，肝内血管位置正常。

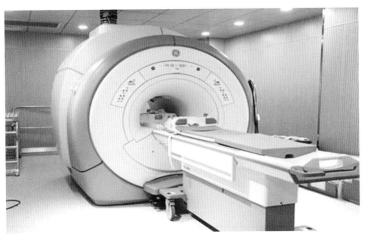

图 3-1　MRI 仪器

目前，通过实验室检查生化指标和辅助检查肝脏影像学检查（B 超、CT、MRI），不难诊断脂肪肝，还可以综合判断脂肪肝的严重程度，国内外专家都更推荐影像学检查作为脂肪肝诊断的重要方法。

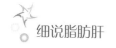
3. Fibroscan/CAP
精准了解脂肪肝的新式武器

　　肝脏是个沉默寡言的重要器官，多数的慢性肝病甚至于早期的肝硬化患者可能并无特异性的症状、体征和生化检测指标的异常，一旦出现明显的可察觉的不适，可能已处于肝硬化甚至肝衰竭阶段。所以让我们一起来精准了解脂肪肝的"新式武器"，及早评估并发现进展期的肝纤维化、早期诊断肝硬化，及早将疾病遏制在摇篮阶段。肝穿刺组织学检查仍作为肝纤维化 / 肝硬化诊断的"金标准"，但是因为具有一定创伤性，并且肝组织标本取样存在误差，同时标本较小，容易导致肝纤维化准确性不足，临床中应用受到限制，因此研发无创性的诊断技术显得尤为重要。

　　目前用于检测脂肪肝的方法有不少，2002 年由法国 Echosens 公司生产的肝脏瞬时弹性测定仪（Fibroscan）（图 3-2），就是一种安全并且没有创伤的检查手段，可以用来评估肝脏的纤维化程度，在医生的日常诊断工作中得到越来越广泛的应用。别看个头不大，可是同时拥有肝脏弹性测量技术（VCTE）和肝脏脂肪变性定量诊断技术（CAP）的肝脏硬度及脂肪变定量检测技术，不仅可以对脂肪肝进行检测，同时可以对慢性乙型肝炎等各种原因引起的肝纤维化严重程度的弹性值进行测定。建议在空腹或餐后 3 小时检测，过量饮酒者应戒酒 1 周左右检测，Fibroscan 对于脂肪肝的肝纤维化及肝硬化的诊断，比一些血液无创指标更优秀。

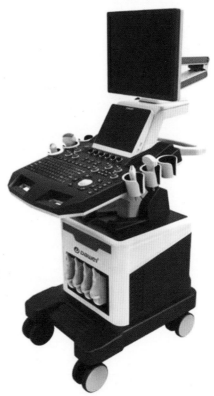

图 3-2　Fibroscan/CAP 仪器

（1）定量评估肝脏纤维化程度

Fibroscan 通过振动控制瞬时弹性成像技术测定肝脏硬度，间接评估肝纤维化及肝硬化情况。通常需要做 10 次以上的有效激发，然后取中位平均值作为最终检查结果，用肝脏弹性值（LSM）表示。肝脏弹性数值越大，表示肝纤维化程度越重，发生肝硬化及并发症的风险越大（图 3-3）。在治疗随访过程中，肝脏弹性值的降低往往提示肝纤维化程度减轻，肝硬化及肝癌的风险降低。LSM 正常参考值范围为 2.8～7.4 kPa，在胆红素正常但没有进行过抗病毒治疗的肝炎患者中：LSM ≥ 17.5 kPa 可诊断肝硬化，LSM ≥ 12.4 kPa（ALT < 10.6 kPa）可诊断为进展性肝纤维化，LSM < 10.6 kPa 可排除肝硬化可能，LSM ≥ 9.4 kPa 可诊断显著肝纤维化，考虑启动抗病毒治疗，LSM < 7.4 kPa 可排除进展性肝纤维化，LSM 在 7.4～9.4 kPa 间的患者可考虑行肝穿刺活检协助决定临床决策；对氨基转移酶及胆红素均正常的患者：LSM ≥ 12.0 kPa 可诊断肝硬化，LSM ≥ 9.0 kPa 可诊断为进展性肝纤维化，并考虑启动抗病毒治疗，LSM < 9.0 kPa 可排除肝硬化可能，LSM < 6.0 kPa 可排除进展性肝纤维化，LSM 在 6.0～9.0 kPa 间的患者可考虑行肝穿刺活检协助决定临床决策（图 3-4）。

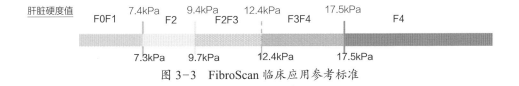

图 3-3 FibroScan 临床应用参考标准

（2）定量评估肝脏脂肪变的程度

瞬时弹性记录仪还能够利用超声在脂肪组织中传播出现显著衰减的特征，通过受控衰减参数来评估肝组织的脂肪变数值，通常 CAP 值越大，表示脂肪变数值越大（图 3-5）。CAP 值与组织病理学分期的对照参考值标准：脂肪变性 < 11%，CAP < 238 dB/m 为正常值；脂肪变性 ≥ 11%，CAP 值 238～259 dB/m 为轻度脂肪肝；脂肪变性 ≥ 34%，CAP 值 259～292 dB/m 为中度脂肪肝；脂肪变性 ≥ 67%，CAP 值 > 292 dB/m 为重度脂肪肝。

对脂肪肝患者，即使肝脏硬度值小于 7.9 kPa，还是需要定期检查，以及

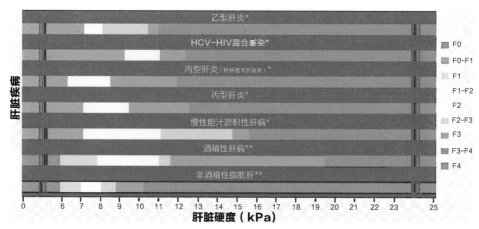

图 3-4　定量评估肝脂肪变性的程度

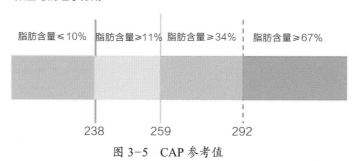

图 3-5　CAP 参考值

适当减重干预。如果超过 9.8 kPa，就要考虑是进展性肝纤维化，需要去医院接受医生的治疗。别看 Fibroscan 神通不小，但是实际操作还是会受到一定的影响，比如肥胖、肋间隙狭窄、腹水、操作熟练度等。同时肝脏硬度值也会受包括肝脏炎症活动度，也就是大家熟知的转氨酶或胆红素水平升高，以及肝内胆汁淤积、肝静脉淤血、进食等因素影响。

4. 肝脏活检
确诊脂肪肝的最终武器

随着科技日新月异，出现了越来越多的无创性诊断脂肪肝的方法，可以基本判断肝内脂肪的分布方式，是呈弥漫性还是局灶性改变。目前单纯性脂肪肝和脂肪性肝炎的确诊已经很少需要依靠肝活检。但是肝活检仍是作为诊断和定量判断肝组织炎症、坏死和纤维化的唯一可靠方法，是进行脂肪肝分期最敏感和最特异的检查手段。

经皮肤肝穿刺是利用负压吸引的原理，通过快速穿刺，从肝脏内抽取少量的肝组织，直接在显微镜下观察肝脏的组织形态改变。尽管看上去很可怕，但是只要严格按规程操作，肝活检还是比较安全可靠并且有价值的诊断方法，所以大家没必要那么紧张。那么，哪些脂肪肝患者需要接受肝活检明确诊断呢？主要是：① 局灶性脂肪肝或弥漫性脂肪肝伴有正常肝岛，需要和恶性肿瘤相鉴别时，可以在 B 超的引导下有的放矢，进行目的明确的经皮肝穿刺；② 引起肝脏脂肪改变的疾病可不仅仅只有脂肪肝，还包括少见的胆固醇酯贮积病、糖原贮积病、Wilson 病等，当需要和这些疾病进行鉴别时就需要诊断"大哥"出马了；③ 对于一些高度可疑的无症状性非酒精性脂肪性肝炎，此时肝活检是唯一的确诊手段；④ 部分酒精性肝炎的临床或生化异常，不能按常理解释时，可用肝活检帮助诊断并且指导治疗；⑤ 肥胖性脂肪肝患者减重10% 后仍有肝功能损害表现，需要做肝活检找出其他引起肝损的原因；⑥ 当怀疑小泡性脂肪肝引起的重型肝炎时，可行肝活检明确诊断并了解病因；⑦ 肝活检是诊断金标准，可以评估其他一些实验室指标以及影像学检查诊断脂肪肝、肝纤维化的可靠程度；⑧ 对于不是单纯性肝细胞脂肪变或者考虑可能有多种原因引起的肝功能损害，可以通过肝活检明确具体原因。

完整的肝活检病理学评估包括三个方面，分别是脂肪肝的类型、肝腺泡累及的部位、脂肪肝的病理分型和分期。脂肪肝根据肝细胞内"脂肪球球"——脂滴的直径，可以分为小泡性和大泡性两类，典型的小泡性脂肪肝多呈急性发病，而胖胖的大泡性脂肪肝常是慢性隐匿性起病。脂肪肝的严重程度可根据 HE 染色光镜下肝细胞脂肪变性来定义，光镜下每单位面积 $1/3 \sim 2/3$ 的肝细胞脂肪变为轻度，$2/3$ 以上的肝细胞脂肪变为中度，当几乎所有肝细胞都成了脂肪泡泡时就是重度脂肪肝了。对于肝细胞有脂滴沉积但是不够格被叫脂肪肝时，我们称之为肝细胞脂肪变性。根据肝组织内炎症、坏死和纤维化程度，又可以将脂肪肝分成三期：肝细胞只是发生脂肪变性时叫

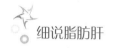

作单纯性脂肪肝；在脂肪变的基础上同时有肝细胞的变性、坏死和炎性细胞浸润时称为脂肪性肝炎；如果在脂肪肝基础上还有重度纤维组织增生和肝小叶结构改变、假小叶和再生结节形成，则叫作脂肪性肝硬化。但是肝活检要有一定的肝组织量，活检组织需要包括3～5个肝小叶，这也从某种程度上造成了检查的"盲区"，只能对活检到的肝组织，即所"看到的"的负责，对于局灶性脂肪肝仍缺乏诊断准确性。

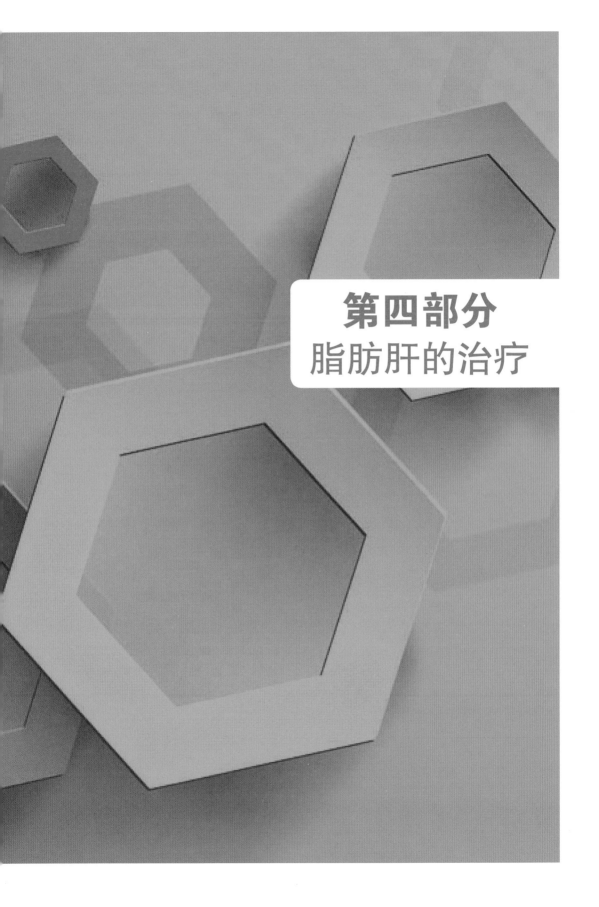

第四部分
脂肪肝的治疗

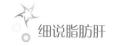

1. 合理膳食有诀窍
从"管住嘴"做起

有人说，脂肪肝是脂肪在肝脏中的积聚，那我不吃饭，减肥，把脂肪消耗掉不就可以了么？这其实是一个很大的误区，通过节食来减肥，本身就可以导致脂肪肝的产生，这是因为饥饿时脂肪会大量分解，产生过多的游离脂肪酸，来不及代谢，会沉积到肝脏中，形成代谢性脂肪肝。再者，民以食为天，人要保持健康，就必须从食物中获得必需营养素，人体必需的营养素有 7 类：蛋白质、脂肪、糖类、维生素、膳食纤维、无机盐、水。要健康减肥，把吃出来的脂肪肝再"吃回去"，就要从这七类营养素的搭配中做文章了，不同的营养素，要求也是不一样的，大致分为以下几种方案。

（1）控制：应该控制的是总热量的摄取

人体处于一个动态平衡的状态，当摄入的能量等于出量时，不会变胖，也不会变瘦；进食多，消耗少时，则会肥胖。对于超重的脂肪肝患者，应采取低热量减食疗法，每日每千克体重热量为 20～25 kcal*，通俗来讲，每餐七分饱，热量刚刚好。每周降低 0.5～1 kg 体重为最好。我们热量的来源主要由主食（米饭、馒头、饼）等提供，所以应适当减少主食的摄入，脂肪肝患者每日应减少 500～1 000 kcal 的热量摄入。

（2）限制：对于糖和脂质，要限制摄入量

糖类饱腹感低，容易引发食欲，过多甜品、含糖饮料、高糖水果的摄入，过多的糖会在体内转化为脂肪。脂肪具有较高的热量，1 g 脂肪可以提供 9 kcal 能量，是糖和蛋白质的两倍（4 kcal）还多，生活中人们爱吃的油炸食品、肥肉、黄油、奶油等，都是富含饱和脂肪酸的食物，应限制食用；

---

* 1 kcal=4.19 kJ，千卡不是国际标准能量单位。

植物油（大豆油、花生油、葵花籽油），虽富含不饱和脂肪酸，但因热量较高，应控制摄入量；动物内脏、鱼子、蛋黄、蟹黄等胆固醇含量较高，不宜多吃。

（3）优质：足够、优质的蛋白质摄入

摄入足够优质的蛋白质可提高体内蛋氨酸、胱氨酸、赖氨酸等水平，增加载脂蛋白的合成，有助于将脂质顺利运出肝脏，同时有利于肝细胞的修复和再生。优质蛋白质是指富含人体必需氨基酸、生物利用率高、含氮废物低的蛋白质，以动物蛋白质为主，如鱼类、瘦肉、鸡蛋清、牛奶等。正常成人每天每千克体重需蛋白质 1～1.2 g，脂肪肝患者可适当提高至 1.2～1.5 g，但合并肾病的患者不应高蛋白质饮食。

（4）充足：维生素、膳食纤维、水

多种维生素（A、B、C、E）被证实具有保护肝脏功能，防止肝脏损伤的作用，维生素C、维生素E具有抑制脂质过氧化、清除氧自由基、加速脂肪代谢的作用，从而改善脂肪肝。蔬菜和水果中均有丰富的维生素，应鼓励进食，但应选择含糖量较低的水果，如苹果、柚子、猕猴桃等，必要时用番茄、黄瓜等代替水果。脂肪肝患者通常合并维生素缺乏，可以补充一些维生素类药物。

饮食中足够的膳食纤维可以增加饱腹感，延缓胃排空，保持大便通畅。脂肪肝患者饮食不宜精细，应粗细搭配，多食用糙米、燕麦、玉米等粗粮，以及豆类、菌藻类食物，如海带、木耳、香菇等。

饮水与健康的关系最为密切，水担负着促进新陈代谢、加快血液循环、输送养料、带走废物、提高免疫功能等作用，充足的水分可以帮助肝脏代谢掉多余的脂肪。一般而言，成人每日饮水量应在 2 000 mL，老年人可以 1 500 mL 左右，不要一次饮水过多，应多次均衡的饮用，肥胖患者体内水分要比正常人少 15%～20%，故应适当增加饮水量，特别是饭前饮水，可增加饱腹感、减少进食量，有助于减肥。当然我们所说的水，是白开水、矿泉水，切不可以咖啡、含糖饮料等代替水。

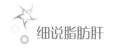

2. 规律运动莫忽视
项目、频率有讲究

（1）运动处方基本要素：运动一定要量力而行，持之以恒，才能达到效果，所以运动疗法一定要选择到位、制定计划，方可事半功倍。具体而言，应包含以下要素。

合适的运动项目：应根据患者的年龄、性别、体重、原来的运动量大小、心肺脑骨骼功能情况、工作生活状态、兴趣爱好等，选择运动项目，应选择有氧运动和耐力运动，如骑车、慢跑、游泳、做操、跳舞、太极拳、乒乓球、羽毛球等。

合理的强度频率：有氧运动应每次坚持 30 min 以上，每周 3～5 次，运动时目标心率应维持在每分钟"170 - 年龄"左右，最多不能超过"200 - 年龄"，运动后疲劳感在 10～20 min 消失，说明运动量刚刚合适。

（2）运动疗法适应人群：大部分的脂肪肝患者，如无严重的并发症，均应积极规律的运动。对于肥胖、2 型糖尿病、高脂血症等营养过剩状态所致的脂肪肝患者而言，运动疗法是效果最佳的。但对于营养不良、甲状腺功能亢进、慢性消耗性疾病、药物、毒物所致脂肪肝，或者合并冠心病、心律失常、心功能不全、肾功能不全、重度高血压等严重疾病患者，则不可贸然运动和锻炼。所以，运动疗法固然好，但在制定运动方案前，需请专业医生对身体情况做一评估，以评判运动疗法的效果及安全性。

3. 保肝药物何时用
脂肪肝也需要保护

在脂肪肝的综合治疗中，保肝药物是一种辅助但是不容忽视的治疗措施；主要应用于伴有氨基转移酶升高的脂肪性肝炎患者；对于肥胖、酒精滥用、代谢综合征等病因有效控制之前，或者病因控制之后仍无法逆转的脂肪肝患者而言，必须应用保肝抗炎药物。

脂肪肝治疗药物分为以下几类。

（1）抗炎类。肝脏细胞在脂肪肝的形成过程中会出现炎症坏死，故而必须要采取抗炎治疗，抑制炎症因子的产生，兼具免疫调节作用。抗炎类药物主要是甘草酸制剂，如异甘草酸镁注射剂等。

（2）修复肝细胞膜类。过量的脂肪可以损伤肝细胞膜，故而治疗上需要保护、修复肝细胞膜，促进肝细胞再生的药物。代表药为多烯磷脂酰胆碱。

（3）解毒类。还原型谷胱甘肽、N-乙酰半胱氨酸，参与体内三羧酸循环及糖代谢，激活多种酶、减轻组织损伤。

（4）抗氧化类。脂肪肝形成的一个关键机制在于脂质过氧化反应，故而抗氧化治疗意义重大。主要药物有水飞蓟素、双环醇等，通过抗脂质过氧化，增强肝细胞膜的抵抗力。

（5）利胆类。适用于合并胆囊炎、胆石症、肝内胆汁淤积等患者，主要有熊去氧胆酸、S腺苷蛋氨酸、胆宁片等。

这么多保肝药物应该如何选择呢？这么难的问题还是交给专业的医生吧！医生会根据不同的病因、分型、分期、病程、并发症、重要脏器功能情况等，制订治疗和随访方案。一般而言，保肝药物不得联用超过2种，疗程半年以上，或用至肝功能指标正常或者影像学检查提示脂肪肝消失为止。单纯依赖保肝药物，而不改变不良生活行为，或者滥用多种保肝药物的做法，都是应该避免的。

4. 益生菌前来助阵
从肠道入手来治疗

近年来，从肠道入手来解决肝脏的问题引发了研究者们的极大兴趣，大量动物实验及临床研究均证实，肠源性内毒素血症是导致非酒精性脂肪性肝炎形成的重要原因之一，并加重原有的肝功能损伤。内毒素最重要的致病成分是脂多糖，人类肠道益生菌，如双歧杆菌、嗜酸乳杆菌、鼠李糖乳杆菌等微生态制剂，以及乳果糖，能直接下调脂多糖水平，减少内毒素血症，进而减轻肝脏的炎性损伤。此外，很多脂肪肝患者都有便秘、腹胀、肠道产气过

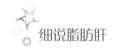

多等问题，各种肠道益生菌制剂，对于改善上述消化道症状，都有不错的效果。

5. 病因与并发症治疗
找准原因针对治疗

对于脂肪肝患者而言，寻找背后可能的病因或诱因非常重要，尤其是一些容易忽略的因素，如慢性长期饮酒、正在服用的药物、不正确的节食减肥、长期接触工业毒物等，将这些诱因找到并去除，就是最重要的保护肝脏的治疗措施；戒酒对于酒精性脂肪肝的治疗意义非凡，一般戒酒后 3 个月，肝酶学指标基本恢复正常，肝内的脂肪沉积基本消退；药物引起的脂肪肝，在停用可疑药物后 2～3 个月，可完全恢复正常；饥饿减肥、长期热量摄入不足引发的脂肪肝，通过合理膳食、补充足够的蛋白质、氨基酸、葡萄糖之后，肝脏脂肪病变是可以逆转的。

很多时候，脂肪肝不是一个孤立存在的疾病，往往合并高脂血症、糖尿病、高血压、冠心病等，脂肪肝与并发症之间往往相互影响，相互促进，所以，我们应选择一些有针对性的药物，两病甚至三病同治，方可事半功倍。

（1）脂肪肝合并高脂血症的药物治疗：很多人认为，脂肪肝是肝脏内脂肪沉积太多，需要降脂药将肝脏内脂肪清除掉。这其实是个误区，高脂血症并不是导致脂肪肝的直接原因，而是脂肪肝的伴随状态，降脂药虽可以降低血脂，却无法很好地清除肝脏中沉积的脂肪。所以不是所有的脂肪肝患者均需要服用降脂药，只有伴随高血脂并且通过饮食运动等无法改善达标的患者，才是降脂药的适应人群。

血清低密度脂蛋白胆固醇（LDL-C）是心血管病重要的危险因素，他汀类药物是降低低密度脂蛋白的一线药物，长期服用，可以降低心脑血管疾病的发病率、死亡率，并可能延缓肝纤维化的进展。与肥胖、糖尿病相关的脂肪肝，往往合并高三酰甘油血症，贝特类药物是研究最多、疗效最为确切的降三酰甘油血症的药物，偶发的不良反应包括胃肠道不适、肌肉疼痛、皮疹、可逆的肝肾功能损伤等；故首次应用时应定期监测肝肾功能、肌酸激酶等。

（2）脂肪肝合并糖尿病的药物治疗：脂肪肝与糖尿病常常共同发展，摧毁人的健康。一方面，胰岛素抵抗是2型糖尿病发病的基础，也是非酒精性脂肪肝发病的独立危险因素，可以促使肝细胞脂肪变性和纤维化；另一方面，非酒精性脂肪肝本身就是一种胰岛素抵抗的状态，是2型糖尿病发病的"后备军"。通过不同机制，降糖药物可以有效改善胰岛素抵抗，减轻肝脏脂肪沉积。合并糖尿病前期（包括空腹血糖调节受损、糖耐量减退）和已确诊2型糖尿病的脂肪肝患者，如果在改变生活方式后病情无改善，应开始应用降糖药防治糖尿病。在糖尿病病情的不同阶段，应用的药物也有所不同，早期可以应用改善胰岛素抵抗的药物，包括双胍类（二甲双胍），胰岛素增敏剂（罗格列酮、匹格列酮），餐后血糖调节剂（阿卡波糖），新型的改善胰岛素抵抗的药物如DPP-4抑制剂，可以有效改善血脂水平，减少肝内脂肪沉积；效果不佳可加用促胰岛素分泌剂（格列苯脲等磺脲类药物）；仍控制不佳或合并肾病等并发症时应考虑胰岛素治疗。

（3）脂肪肝合并高血压、冠心病的药物治疗：脂肪肝患者脂质代谢紊乱、高脂血症、血黏度升高，以及氧化应激、微炎症状态、存在胰岛素抵抗等，促进动脉粥样硬化斑块的形成，与高血压、冠心病的关系十分密切。研究表明，非酒精性脂肪肝是心血管疾病的独立危险因素。

首先是降压药物的应用，首选的降压药为血管紧张素受体拮抗剂（ARB），控制不佳时可以加用钙离子拮抗剂（CCB），其次是阿司匹林的应用，阿司匹林原本是解热镇痛药，但其具有良好的抗血小板聚集的作用，被广泛应用于心脑血管疾病的防治，尤其是合并非酒精性脂肪肝的高血压患者，应长期服用阿司匹林以预防冠心病、缺血性脑卒中的发生。存在氨基转移酶升高或肝炎活动的患者，阿司匹林也是安全有效的，研究表明，长期服用阿司匹林可以降低非酒精性脂肪肝患者结直肠癌和肝癌的发病风险。

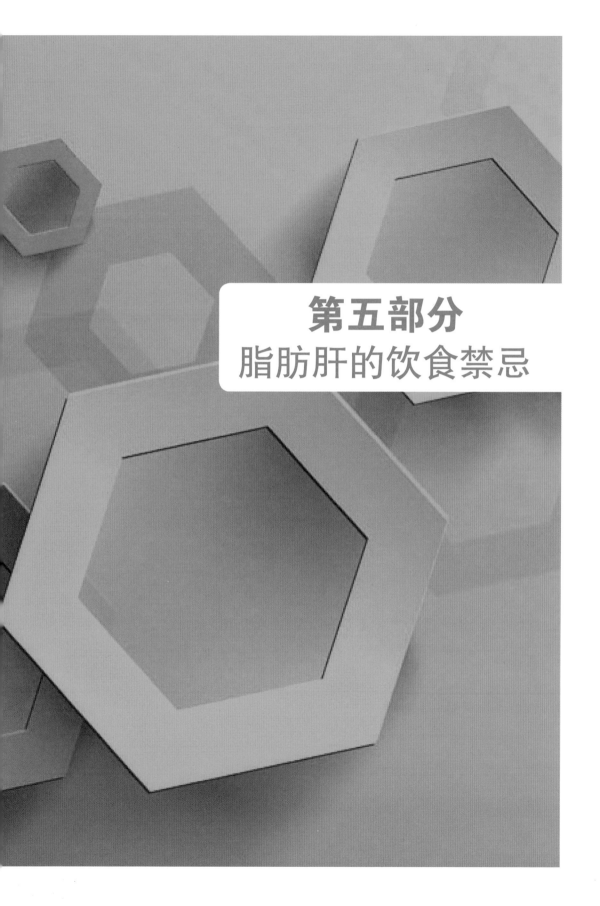

第五部分
脂肪肝的饮食禁忌

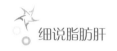

既然多坐少动，高热量、高脂肪的饮食习惯催生了脂肪肝，知道了病因我们就可以对症下药了，最简单的就是采用"反其道而行之"的方法，控制饮食、加强运动。健康的生活方式需要日常的坚持，否则脂肪肝就是治好了也会复发。下面我们就说一说生活中究竟要怎么管住嘴？

1. 禁止高脂饮食
摄取适量，优质脂肪

高脂饮食因为摄入的脂肪超出了肝脏的转运能力，多余的脂肪在肝脏发生堆积，从而使人患上脂肪肝。但禁止高脂饮食并不是说要绝对禁食脂肪，很多人误认为得了脂肪肝就要杜绝脂肪，甚至"滴油不沾"，但实际上适量的、优质的脂肪对肝脏有"驱脂"作用。因为脂肪中的必需脂肪酸参与磷脂的合成，后者可将脂肪从肝脏中运出；其次，脂肪还可抑制肝脏内部合成脂肪酸，减少脂肪在肝脏中的囤积。所以对于营养过剩、肥胖的脂肪肝患者提倡低脂、优脂饮食。对于种类的选择：坚果、植物油及鱼油等含有较多不饱和脂肪酸，对人体有益。而人造黄油、油炸食品及氢化油脂中含有大量的反式脂肪酸，对人体有害，应尽量减少摄入。对于摄入量来说：饱和脂肪酸、单不饱和脂肪酸和多不饱和脂肪酸最好各占1/3。另外，食用油的选择，以含非饱和脂肪酸为主的植物油为宜。

2. 不要过度节食
保证营养均衡

不要过度节食。对于脂肪肝合并有肥胖的患者，推荐低热量饮食。但其要点是：在保证各种营养素均衡摄入的前提下，严格控制总热量。而并非过度的节食甚至绝食。因为，一方面过度节食减肥会造成营养不良，身体内一些可以运送脂肪的载脂蛋白（可以把肝脏中的脂肪转运出去）就无法合成，使更多脂肪堆积在肝脏里。另一方面人处于饥饿状态时，身体无法获得必要的葡萄糖，就会将身体其他部位储存的脂肪、蛋白质动员起来，转化为葡萄糖，一不小心就动员多了，从而导致血清中游离脂肪酸增高。大量脂肪酸进入肝脏，加之机体营养不良时又缺少脂代谢时必要的酶类和维生素，致使脂肪在肝脏滞留，造成脂肪肝。所以节食减肥是一门科学，要在专业医生的指导下进行的。

3. 小心糖分过量
选择升糖指数较低的食物

脂肪肝患者大多知道自己不能高脂饮食，但往往忽略了控制糖分摄入的必要性。要知道"糖脂代谢不分家"，高糖饮食下人体会把多余的糖分转化成脂肪，所以多吃含糖食物就相当于变相增加了脂肪的摄入，从而加重脂肪肝。所以不要以为可以用多吃点甜食来抚慰自己，彻底的"管住嘴、迈开腿"才是王道。对于合并有糖尿病的脂肪肝患者，要尽量选择升糖指数较低的食物。

4. 注意膳食纤维的摄入
"脂肪克星"防止脂肪堆积

有调查显示，中国居民膳食纤维摄入普遍不足，而膳食纤维对于保持机体的健康是非常必要的。第一，膳食纤维可以通过改变肠道的通透性，从而减少胆固醇吸收以及促进胆固醇的排泄，降低血浆中胆固醇水平。第二，膳食纤维可在肠道中与食物中的部分脂肪酸相结合，减少消化过程中人体对脂肪吸收，降低血浆中的三酰甘油；第三，膳食纤维还可增强胰岛素在肝脏的降血糖作用，增强葡萄糖的利用从而减少脂肪的动员，进而防止脂肪在肝脏堆积。所以膳食纤维绝对称得上是"脂肪克星"。

5. 不宜饮酒
酒精性脂肪肝患者首先要戒酒

长期过量饮酒可以导致酒精性脂肪性肝病。这是因为，在我们摄入的酒

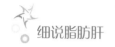

精中，90% 需在肝脏代谢。长期大量地饮酒，导致酒精在肝脏中代谢时产生的类似乙醛和活性氧等有害物质大大增加，超出肝脏自我代偿能力，以致严重损害肝细胞，让其发生以大泡性为主的脂肪变性（肝细胞中脂肪的堆积超出正常范围）及肝细胞气球样变为特征的酒精性脂肪肝。此外，啤酒虽然酒精度不高，但含糖量很高，喝啤酒产生的多余热量将会以脂肪的形式储存起来。久而久之，"将军肚"就出现了。所以对于酒精性脂肪肝及合并有肥胖的脂肪肝的患者，戒酒就是首要的治疗措施。

脂肪肝的饮食禁忌

• 禁止高脂饮食	• 提倡低脂、优脂饮食
• 不要过度节食	• 节食减肥必须在专业医生的指导下进行
• 小心糖分过量	• 应以薯谷类、水果、蔬菜等多糖为主，尽可能少吃精制糖、果酱、甜点、饮料
• 注意膳食纤维的摄入	• 膳食纤维是"脂肪克星"，有助于改善糖耐量，降低血清胆固醇和三酰甘油水平
• 不宜饮酒	• 酒精在肝脏中代谢可产生有害物质损伤肝细胞；啤酒含有大量糖分，可转化成脂肪储存于肝细胞中

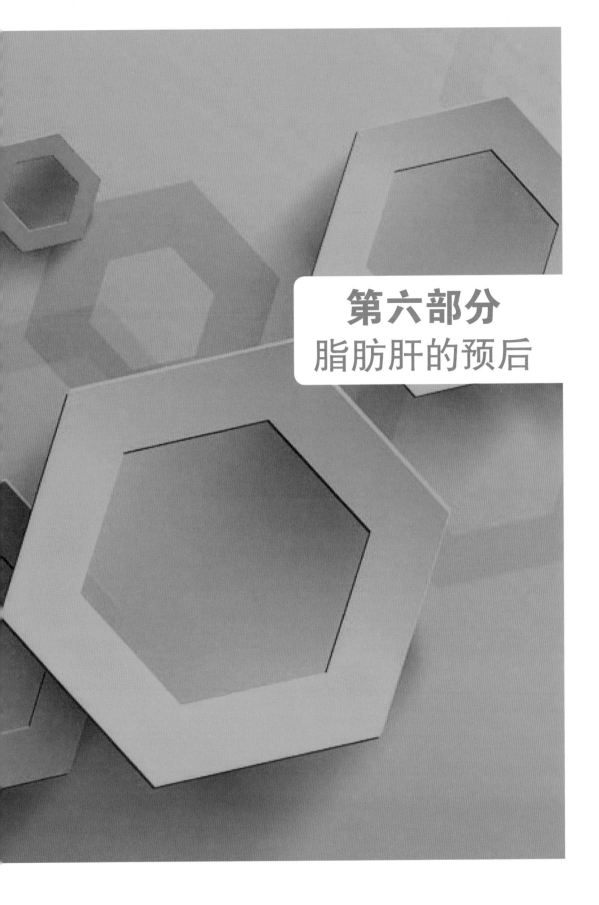

第六部分
脂肪肝的预后

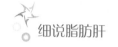

1. 脂肪肝是如何形成的
吃出来的疾病：脂肪肝

在我们了解了这么多关于脂肪肝的知识后，不禁想问一下，怎么就得了脂肪肝呢？是的，没错，这个问题需要问问我们的嘴和腿。目前引起脂肪肝的主要危险因素包括：高脂肪高热量饮食、多坐少动的生活方式、胰岛素抵抗、代谢综合征及其相关因素。此外，脂肪肝还被认为是以内脏型肥胖、糖尿病、高血脂和高血压为特征的代谢综合征的临床表现之一。而内脏脂肪堆积则是代谢综合征一个非常重要且危险的因素。尽管现在喝酒似乎成了社交活动的一部分，从小酌到大酌，从自主的怡情到不自主的伤身，以及丙肝的感染，二者都与肝脏的脂肪变有密切的关系，但是现在全球脂肪肝的流行主要还是和肥胖症的迅速增长密切相关。身体质量指数（body mass index，BMI）是世界卫生组织公布的用于评价成人肥胖的指标，BMI和（或）腰围正常的脂肪肝患者在我们亚太地区还是不少的。近期体重和腰围的增加与脂肪肝的发病有关，腰围甚至比BMI更能准确地预测脂肪肝。单一的BMI不能准确反映因年龄、性别、种族等差异造成的体脂肪含量和分布的不同。脂肪肝和代谢综合征两者真是难兄难弟，难分彼此，脂肪肝可能比BMI所反映的总体肥胖以及腰围所提示的内脏型肥胖更能预测危险性。肥胖，尤其是内脏型肥胖，会引起包括脂肪肝在内的多种疾病。脂肪肝的严重程度和肥胖程度以及内脏脂肪的增加呈正比。内脏脂肪增加会引起各种脂肪因子的释放，从而导致游离脂肪酸堆积、胰岛素抵抗，进一步造成肝细胞的脂肪变性。

脂肪肝的基础治疗就强调要制定合理的能量摄入以及纠正饮食结构，也就是我们常说的"管住嘴"，同时要有中等量的有氧运动、纠正不良生活方式和行为，这就需要我们"迈开腿"，通过改变生活方式控制体重。饮食控制的意义在于控制基础状态的游离脂肪酸的吸收，控制高脂血症，减少胰岛素抵抗，促进脂蛋白的代谢和转运，增加体内的抗氧化剂，调节饮食结构和平衡。适量的运动还可以改善胰岛素抵抗，减轻体重，有助于大多数的脂肪肝患者恢复正常。但是说得容易，可是看到美食的诱惑，加之慵懒可能是人的天性。因此，只有不断地提醒和宣教，才能让我们更健康地生活。

2. 脂肪肝是疾病么
脂肪肝是一种需要重视的疾病

其实我们大家日常熟知的脂肪肝只是"小名"，"大名"叫非酒精性脂肪性肝病（NAFLD），2020 年 2 月，由 22 个国家 30 位专家组成的国际专家小组将其重新命名为代谢相关脂肪性肝病（MAFLD）。这是一种和胰岛素抵抗以及遗传易感密切相关的代谢应激性肝脏损伤，病理学表现和酒精性肝病（ALD）很像，但是不同的是，患者并没有过量的饮酒史，这是一类疾病的统称，主要包括非酒精性单纯性脂肪肝（NAFL）、非酒精性脂肪性肝炎（NASH）以及相关肝硬化和肝癌。是的，小伙伴们没有看错，脂肪肝也会引起肝硬化甚至癌变！并且脂肪肝已经成为 21 世纪全球重要的公共健康问题之一，也是我国越来越需要重视的慢性肝病问题，所以别把脂肪肝不当肝病。

脂肪肝是欧美等西方发达国家肝功能异常和慢性肝病最常见的原因，普通成年人脂肪肝的患病率为 20%～33%，也就是说有每 3～5 个成年人就有 1 名脂肪肝患者，这概率可是杠杠的。肥胖症患者中 NAFL 患病率为 60%～90%、NASH 为 20%～25%、肝硬化为 2%～8%，2 型糖尿病和高脂血症患者得脂肪肝的概率分别为 28%～55% 和 27%～92%。随着人民生活水平的提高，肥胖症和代谢综合征在全球呈流行态蔓延，近 20 年我们亚洲国家脂肪肝的增长非常迅猛，并且呈年轻化发病趋势，看着越来越多的"小胖子"们，皮可要绷绷紧。

通常 NAFL 的进展比较慢，10～20 年后发生肝硬化的比例较低，约为 0.6%～3%，但是 NASH 患者在 10～15 年内发生肝硬化的概率可以高达 15%～25%。尤其是具有以下情况的朋友们更要小心：50 岁以上、肥胖（特

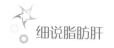

别是内脏型肥胖）、高血压、2 型糖尿病、谷丙转氨酶升高、AST/ALT > 1、血小板数量减少等，需要当心有 NASH 和进展性肝纤维化的风险。脂肪肝是个相对漫长的过程，NASH 是 NAFL 发展为肝硬化的必经之路。发生了脂肪变的肝脏对肝毒物质、缺血 / 缺氧的忍受程度都会下降，甚至会影响移植后肝脏的功能。此外，在其他慢性肝病的患者中，同时存在脂肪肝基础疾病时会促进肝硬化和肝癌的发生，并且会降低一部分慢性丙肝患者对干扰素抗病毒治疗的疗效。有一些研究发现脂肪肝患者的寿命会缩短，死因包括恶性肿瘤、心血管疾病和肝硬化。即使是体重正常的脂肪肝患者，随访 6～15 年后代谢综合征、2 型糖尿病和冠心病的发病率仍然明显增高。

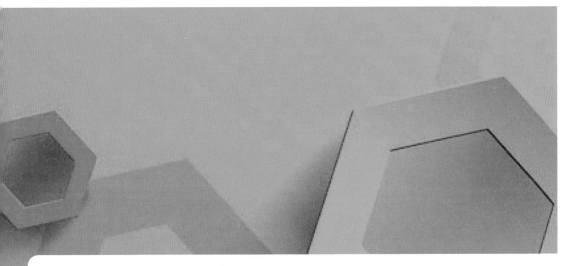

第七部分
新冠肺炎疫情下的脂肪肝患者

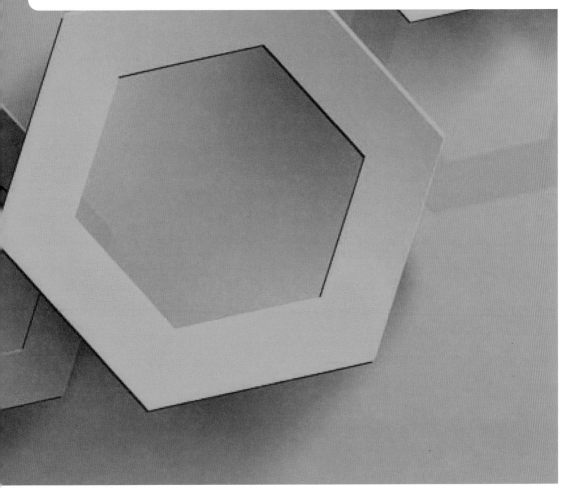

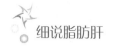

1. 新冠肺炎疫情期间如何居家锻炼
有氧运动不能少

2020 年伊始，新冠肺炎疫情暴发，疫情迅速向全国乃至全世界蔓延。由于疫情流行期间居民非必要则避免外出，居家做好防护的同时进行物理隔离。这样个体的活动范围就受到一定限制。而对于脂肪肝患者来说，适当的锻炼还是必要的，因为运动能减轻肝脏的损害并达到改善肝功能的效果。

脂肪肝患者的运动，主要选择以锻炼全身体力和耐力为目标的全身性低强度动态运动，就是通常所说的有氧运动，如果把人类的运动比作汽车的发动，需要"燃料"助燃，这时候就需要消耗这些糖类、脂肪和蛋白质，而这个过程就需要有氧运动来帮助"燃烧"能源。考虑到室内环境的实际情况，本文推荐几种适合室内练习的体育锻炼项目：① 室内慢跑或中快速步行：跑步可以调动人体全身的器官和系统参与工作，对身心健康具有重要作用，也是人们选择最多的锻炼方式。虽然疫情期间需要尽可能减少外出，但在室内也仍然可以坚持跑步锻炼。有条件的可以在跑步机上跑步，也可以在家里各个房间之间来回跑，或者室内原地跑。中快速步行的话建议控制在 115～125 步 /min；② 太极拳：打太极拳的时候人的思想是非常宁静的，心变的特别沉，所谓气沉丹田。通过太极拳的一举一动，舒筋、活血、通络，在舒畅筋骨的同时达到调理内脏功能的作用，可以健脾、补肾、调肝，让人更加气血调和、气血流通、五脏通畅，功能得到明显的改善。③ 踢毽子：是我国民间一项常见的传统体育项目，具有简单易学，场地限制小，成本低的特点。在踢毽子时，通过抬腿、弹跳、曲身、转体等动作，使身体的各部分都能得到很好的运动，能有效地提高腿部关节的柔韧性和身体的灵活度。④ 舞蹈：跳舞或做简单的广播体操能够活动到全身的肌肉，同时也能锻炼全身的协调性，帮助脂肪肝患者降脂减肥，促进肝内脂肪的消退。

运动强度上来说，建议脂肪肝患者应根据运动后劳累程度和心率（脉搏）选择适当的运动量，以运动时脉搏为 100～160 次 /min（以 170 减去实际年龄），持续 20～30 min，运动后疲劳感在 10～20 min 内消失为宜。运动锻炼的时间建议选择在下午或晚上，因为同样的运动项目及强度，下午或晚上锻炼比上午要多消耗 20% 的热量，频率以每周 3～5 天比较合适。

总而言之，疫情期间仍然建议脂肪肝患者在管住嘴的同时迈开腿，但是前提必须要保证量力而行，可视自己体质选择适合的运动项目。从小运动量开始，循序渐进，逐步达到适当的运动量。

2. 新冠肺炎疫情期间脂肪肝患者的心理疏导
作息规律、饮食健康，保持好心情

由于目前对新冠肺炎的确切传染源、传染途径、发病机制等尚不完全清楚，亦无特效药物。这些不确定因素无疑会增加居民的焦虑、恐慌、愤怒、抑郁情绪，长期处在这种应激状态下对个体的心理健康必然会产生损害。人们内在的身心平衡状态被打破，容易出现各种各样的身心反应，包括紧张、害怕、担心、焦虑、失眠或多种躯体不适。当然，不同时段、不同年龄、不同工作或生活环境中的人群，出现的心理问题、表现方式都不一样。

由于脂肪肝患者大多合并肥胖，长期缺乏锻炼，免疫力可能较低，会更容易感染新型冠状病毒，一旦感染新型冠状病毒肺炎，更容易发展成危重患者，出现肺功能衰竭。其实对于脂肪肝患者来说，疫情期间的活动限制，饮食及作息规律的紊乱，导致原来的脂肪肝控制不佳，都会引起患者的恐惧、焦虑及紧张情绪，那这类人群如何进行正确的心理疏导呢？

（1）保持良好的作息和饮食
良好的作息和饮食不仅是管理脂肪肝的重要方法，对管理情绪也有很大的帮助，正常的作息可以让身体各个系统都正常运作，控制好激素的分泌，自己也不会因为不规律的作息时间而产生精神不振等感觉。

（2）进行适量的运动
锻炼心理学研究表明，科学的体育锻炼对个体的情绪改善、认知调节

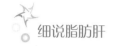

具有显著积极影响，对个体的心理健康维护和提升具有重要价值。并且短期（一次性）体育锻炼和长期体育锻炼均可以起到有效改善心理健康的作用。虽然在家里运动不是很方便，但还是可以进行一些像太极、瑜伽、健身操等简单又能舒缓情绪的运动，这样不仅可以打发时间，还能帮助脂肪肝患者降脂减肥，促进肝内脂肪的消退。

（3）保持信心，不信谣言

疫情期间，谣言是最容易引起情绪波动的了，我们一旦听信了那些谣言就很容易出现错误的判断，并因此而产生焦虑、紧张、不安等负面情绪。我们应该保持一个乐观的心态，注意甄别消息的真假，做到不信谣、不传谣，不要自乱阵脚，影响自己的正常生活。

综上所述，我们应保持一个积极乐观的心态，在保持良好作息和饮食规律的同时，增加适当的运动量。寒冬终将过去，希望就在眼前，让我们静待春暖花开时！